これからの病院経営を担う人材
医療経営士テキスト

保険外診療／附帯業務

自由診療と医療関連ビジネス

上級

浅野信久

12

日本医療企画

『医療経営士テキストシリーズ』刊行に当たって

「医療経営士」が今、なぜ必要か？

　マネジメントとは一般に「個人が単独では成し得ない結果を達成するために他人の活動を調整する行動」であると定義される。病院にマネジメントがないということは、「コンサートマスターのいないオーケストラ」、「参謀のいない軍隊」のようなものである。
　わが国の医療機関は、収入の大半を保険診療で得ているため、経営層はどうしても「診療報酬をいかに算定するか」「制度改革の行方はどうなるのか」という面に関心が向いてしまうのは仕方ない。しかし現在、わが国の医療機関に求められているのは「医療の質の向上と効率化の同時達成」だ。この二律相反するテーマを解決するには、医療と経営の質の両面を理解した上で病院全体をマネジメントしていくことが求められる。
　医療経営の分野においては近年、医療マーケティングやバランスト・スコアカード、リエンジニアリング、ペイ・フォー・パフォーマンスといった経営手法が脚光を浴びてきたが、実際の現場に根づいているかといえば、必ずしもそうではない。その大きな原因は、医療経営に携わる職員がマネジメントの基礎となる知識を持ち合わせていないことだ。
　病院マネジメントは、実践科学である。しかし、その理論や手法に関する学問体系の整備は遅れていたため、病院関係者が実践に則した形で学ぶことができる環境がほとんどなかったのも事実である。
　そこで、こうした病院マネジメントを実践的かつ体系的に学べるテキストブックとして期待されるのが、本『医療経営士テキストシリーズ』である。目指すは、病院経営に必要な知識を持ち、病院全体をマネジメントしていける「人財」の養成だ。
　なお、本シリーズの特徴は、初級・中級・上級の3級編になっていること。初級編では、初学者に不可欠な医療制度や行政の仕組みから倫理まで一定の基礎を学ぶことができる。また、中級編では、医療マーケティングや経営戦略、組織改革、財務・会計、物品管理、医療IT、チーム力、リーダーシップなど、「ヒト・モノ・カネ・情報」の側面からマネジメントに必要な知識が整理できる。そして上級編では、各種マネジメントツールの活用から保険外事業まで病院トップや経営参謀を務めるスタッフに必須となる事案を網羅している。段階を踏みながら、必要な知識を体系的に学べるように構成されている点がポイントだ。

テキストの編著は病院経営の第一線で活躍している精鋭の方々である。そのため、内容はすべて実践に資するものになっている。病院マネジメントを体系的にマスターしていくために、初級編から入り、ステップアップしていただきたい。

　病院マネジメントは知見が蓄積されていくにつれ、日々進歩していく科学であるため、テキストブックを利用した独学だけではすべてをフォローできない面もあるだろう。そのためテキストブックは改訂やラインアップを増やすなど、日々進化させていく予定だ。また、執筆者と履修者が集まって、双方向のコミュニケーションを行える検討会や研究会といった「場」を設置していくことも視野に入れている。

　本シリーズが病院事務職はもとより、ミドルマネジャー、トップマネジャーの方々に使っていただき、そこで得た知見を現場で実践していただければ幸いである。そうすることで一人でも多くの病院経営を担う「人財」が育ち、その結果、医療機関の経営の質、日本の医療全体の質が高まることを切に願っている。

『医療経営士テキストシリーズ』総監修
川渕　孝一

はじめに

　本書は、『医療経営士テキストシリーズ』の上級に位置づけられる。医療ビジネスという視点から「保険外診療と附帯業務」について、経営の実践に役立つ解説を加えている。本テキストシリーズは、「病院経営を実践的かつ体系的に学べる」ことを理念に、従来のテキストとは一線を画す、新機軸の医療経営に係るテキストシリーズとして企画された。その意欲的な取り組みの一環として、取り上げられたテーマの1つが本書「保険外診療と附帯業務」である。

　医療経営に関する単行本が書店の棚に数多く並ぶ昨今であるが、「保険外診療」に言及している書籍は数少ない。本書で試みたごとく、「保険外診療」のみに内容を絞り体系的解説を加えた本格的なテキストの出版はおそらく今回が初めてではなかろうか。

　これまで、「保険外診療」にスポットが当てられることが少なかった理由は、とりもなおさず、日本では国民皆保険が公的な制度として整備され、医療の主体が社会保険医療であったからに他ならない。今でも、「保険外診療」というと、美容外科やレーシック法による外科的近視眼治療などニッチな分野をイメージする向きが少なくないであろう。さらに、「附帯業務」となると、日常、医療経営に携わる医療関係者においても、熟知している方は一層限られるのではなかろうか。

　しかしながら、「保険外診療と附帯業務」の一端を紐解いてみると、非常に広範で奥深く、医療経営上においても重要な領域であることが見えてくる。このことは、本書を手にした読者の多くの方々が実感されることであろう。

　また、混合診療に係る規制緩和は、医療関係者の関心の高い政策的テーマの1つと考えられるが、これと関連性の強い保険外併用療法の政策的動向も注目されるところである。さらに、海外で使用できる新しい医薬品、医療機器や医療技術が日本では利用できないというドラッグ・ラグやデバイス・ラグが、克服すべき社会的課題に取り上げられている。政府は、新医薬品、新医療機器・新医療技術などの販売承認の迅速化に取り組みはじめているので、今後、利用可能となる新規医薬品、医療機器あるいは医療技術の範囲は広がっていくだろう。だが、将来の保険医療財政を鑑みると、承認を得た新規医薬品や医療技術のすべてが、これまでのごとく健康保険の給付対象となりうるのかという点については懸念を感じる。状況によっては、給付対象とならずに保険外併用療法の対象項目に組み込まれるものが増えていくことも否定できまい。

　一方、附帯業務の部分は、病院の収入補完機能に加え、病院マーケティングの一環、あるいは、介護老人福祉施設や保育所運営などのように地域社会への貢献といった新たな機

能が一層付加されていくように感じる。

　さらに、がんの免疫細胞療法や再生医療などをはじめとする先端医療の分野では、医療機関と細胞のプロセス技術やサービスノウハウを持つベンチャー企業などとが連係した自由診療型医療サービスが創出されている。加えて、先進医療や特定のがん免疫療法に対しては、これらを保険金給付対象とする、民間保険商品も登場している。このように、「保険外診療と附帯業務」を取り囲む話題には事欠かないが、これに留まらず、近未来の医療経営を見据えた場合の重要な経営戦略分野となりつつあるようだ。

　本書の構成は、主に３章から構成される。第１章「保険外診療と附帯業務における基礎的知識」では、当該診療あるいは業務の種類、その法的位置づけを、第２章「保険外診療と附帯業務の実践」では、実践する上のノウハウや知っておくべき知識をまとめている。特に、通常の保険医療と異なり、「保険外診療と附帯業務」の運営において、マーケティングや戦略的経営の手法の導入が成功の鍵を握るとの認識から、この２つの項目に多くのページを割き、即実践可能となるような記述に努めた。最終章である第３章「ケーススタディ」では、国内外の「保険外診療と附帯業務」の具体的事例を挙げている。国際的に見ても、均衡のとれたプライベート・パブリック・ミックスが持続可能な医療サービスの体制構築において、重要な潮流となっている。この点を踏まえて、今回は、グローバル化する医療を念頭に、海外での事例も加えた。本書を通じて、日本において海外からも注目される医療サービス体制の構築が加速することを願ってやまない。

　なお、本書の執筆にあたり、取材や情報提供にご協力いただいた方々に対して、この場を借りて心からの感謝を申し上げる次第である。

浅野　信久

目次 contents

『医療経営士テキストシリーズ』刊行に当たって …………………………………… ii
はじめに ………………………………………………………………………………… iv

第1章 保険外診療と附帯業務における基礎的知識

1 保険外診療と附帯業務の現在および将来展望 ……………………… 2
2 保険外診療 ………………………………………………………………… 4
3 保険外併用療法 …………………………………………………………… 6
4 附帯業務とは ……………………………………………………………… 8
5 拡大する医療ビジネス（1） …………………………………………… 13
6 拡大する医療ビジネス（2） …………………………………………… 15

第2章 保険外診療と附帯業務の実践

1 保険外診療における経営モデル構築のポイント（1） ……………… 18
2 保険外診療における経営モデル構築のポイント（2） ……………… 20
3 保険外診療における経営モデル構築のポイント（3） ……………… 24
4 主な保険外診療の実際（1） …………………………………………… 26
5 主な保険外診療の実際（2） …………………………………………… 28
6 保険外診療・附帯業務における戦略的事業計画の策定 …………… 30
7 医療法人における戦略的事業計画の立案の手法（1） ……………… 32
8 医療法人における戦略的事業計画の立案の手法（2） ……………… 34
9 医療法人における戦略的事業計画の立案の手法（3） ……………… 37
10 医療法人における戦略的事業計画の立案の手法（4） ……………… 39

11	医療法人における戦略的事業計画の立案の手法（5）	41
12	医療法人における戦略的事業計画の立案の手法（6）	43
13	保険外診療のマーケティング（1）	44
14	保険外診療のマーケティング（2）	45
15	保険外診療のマーケティング（3）	48
16	保険外診療のマーケティング（4）	50
17	未承認の医薬品や医療機器などの使用	52
18	保険外診療と附帯業務と民間医療保険	55
19	先端医療	57
20	先端がん治療（1）	60
21	先端がん治療（2）	62
22	漢方医療	66
23	海外の株式会社形態の病院における経営戦略のグローバル化（1）	68
24	海外の株式会社形態の病院における経営戦略のグローバル化（2）	70

第3章 ケーススタディ

1	【ケース1】大阪大学医学部附属病院補完医療外来	74
2	【ケース2】特別医療法人博愛会（相良病院・さがらクリニック21・さがらパース通りクリニック）	76
3	【ケース3】セントラルメディカル倶楽部「宇都宮セントラルクリニック」	80
4	【ケース4】山中温泉医療センター	82

| 5 | 【ケース5】アジアにおける先進医療の中心地を目指すシンガポール（1） ················ 86
| 6 | 【ケース6】アジアにおける先進医療の中心地を目指すシンガポール（2） ················ 88
| 7 | 【ケース7】スイスのプライベート・ホスピタル ················ 90
| 8 | 【ケース8】デンマークのプライベート・ホスピタル ············ 92
| 9 | 【ケース9】バンコク病院メディカルセンター／バンコク・デュシット・メディカル・サービス（BDMS） ················ 94
| 10 | 【ケース10】米国有力病院における補完代替医療の取り組み ···· 96
| 11 | ケーススタディにおける総括 ················ 98

第1章
保険外診療と附帯業務における基礎的知識

1. 保険外診療と附帯業務の現在および将来展望
2. 保険外診療
3. 保険外併用療法
4. 附帯業務とは
5. 拡大する医療ビジネス（1）
6. 拡大する医療ビジネス（2）

第1章　保険外診療と附帯業務における基礎的知識

1 保険外診療と附帯業務の現在および将来展望

1　社会保険と医療技術の進歩

　少子高齢時代に入り、わが国の医療は、一層舵取りが難しいものとなってきた。医療現場では、医師不足を背景にした医療崩壊が、依然として叫ばれ続けている。さらに、最近では、リーマン・ショックに端を発した景気低迷から完全には抜け出せない経済状況が続き、増えつづける医療ニーズに対応した公的医療費財源や健康保険料の増額にも限界が見えてきた。社会保険制度の将来を鑑み、医療崩壊ならぬ医療保険崩壊を危惧する声すら出始めている。

　その一方で、医療技術の進歩は留まるところを知らない。むしろ、進歩のスピードは増しているように感じられる。将来の医療の財政基盤には限界があり、新技術への保険適用の可否に不透明感が強まる気配があろうとも、次々と新しい医薬品、医療機器、治療手法や検査技術が世の中に登場し、研究開発も活発に行われている。

　また、急速な技術の進歩は、新たな問題を顕在化させている。わが国の医薬品や医療機器の販売製造承認審査は、国際水準に比べて時間がかかりすぎているとの指摘がある。このため、日本の臨床現場で通常利用できる医療技術と海外で利用に供されている医療技術の間に"格差"が生じている。例えば、医薬品では米国に遅れをとること2年半、医療機器では1年7カ月の遅れ（いわゆるドラッグラグ、デバイスラグ）があるとされる（厚労省報告書および産経新聞2010年4月3日付記事）。いうまでもなく、医療技術の進歩は続く。今後は、社会保険適用外の医療技術が増えていくことが予想される。また、時代の技術水準に見合った医療サービス提供に、社会保険型の健康保険制度が息切れしないとも限らない。先進医療技術導入には、民間医療保険など新たな民力的財源の導入などを図り、公的保険外診療の市場形成にも留意する必要があろう。

2　拡大する保険外併用療法

　最新技術に基づく医療の受診を希望する患者ニーズには根強いものがある。健康や命は、金銭には代えられないというのが患者やその家族の心情で、社会保険が適用されず自費診療となろうとも、何とか最新の医療を受診しようと模索する。とはいえ、最新の医療に要

する費用のすべてを自己負担で賄うには、負担はやはり過大すぎる。この種の自費診療の拡大は社会保険による国民皆保険制度の根幹を揺るがすことにもなりかねない。そこで、厚生労働省は、医療機関は限るが、指定した先進医療については保険診療との併用を認める保険外診療併用制度を導入した（指定先進医療部分は自己負担となる）。この先進医療

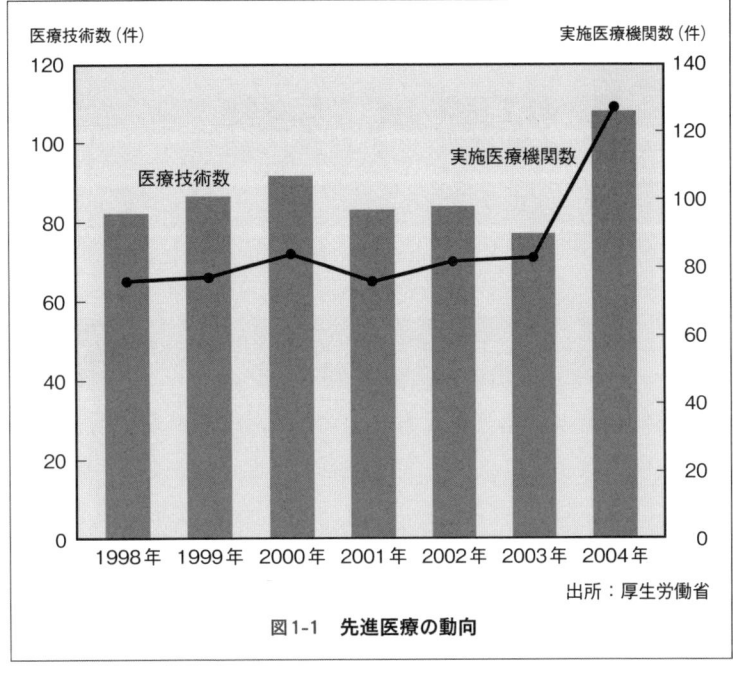

図1-1　先進医療の動向

の種類や実施医療機関は拡大する傾向にある（図1-1）。このような医療制度改革の進行に伴い、社会保険医療中心の日本では、ニッチな存在といえる保険外診療と附帯業務を取り囲む環境にも変化の兆しが見え隠れしている。

　これまでは、主に美容医療などを連想させる保険外診療であったが、遺伝子医療、再生医療、さらにはテーラーメイド医療（57ページ、第2章⑲「先端医療」の「遺伝子診断」の項参照）といった最先端医療は、保険外診療という形態で、まずは現実のものとなっていくことさえ予感させる。さらに、民間医療保険の加入者の増加が、保険外診療の拡大を支える1つの基盤となることもあり得る。また、売店や駐車場の運営などといったイメージ的にはあまり目立たない存在であった附帯業務も、昨今では、医療機関による新事業創出に留まらず、市民に対するマーケティングという視点からも注目を集め始めている。駐車場の確保やコンビニの導入による売店の充実などは来院者の利便性を高める。介護老人福祉施設や保育所の運営は収入増に結びつくのみでなく、地域貢献や知名度向上にも寄与する。魅力を高め受診者増加につながる分野や社会経済構造の変化により生じた国民ニーズが強い領域へと附帯業務の内容を拡大してきている。附帯業務への取り組みは、地域での医療機関の勝ち残りのための鍵を秘めている可能性もある。

　このように、保険外診療や附帯業務への取り組みは、医療経営上、将来戦略項目の重要な要素の1つと考えられる。また、これらの業務は医療ビジネス的性格を持っているので、成功裏に導くためには、戦略経営やマーケティングの手法の導入が不可欠となる。

2 保険外診療

1　保険外診療とは

　保険外診療とは、文字どおり「保険が適用されない診療」を意味する用語である。わが国の健康保険制度は、組合管掌健康保険（いわゆる組合健保）、協会けんぽ健康保険（旧政府管掌健康保険）、共済組合、船員保険、国民健康保険（いわゆる国保）の5つの健康保険制度から構成され、保険制度は一元化されていない。だが、保険の種別が異なっても、保険適用される診療行為の種類、あるいは給付額の算定に用いられる診療報酬点数は共通である。このように、保険の種別ごとに診療報酬額や保険外診療に該当する保険診療の種類が異なることはないことから、ある健康保険で、保険外診療に該当したことは、日本のすべての医療保険で、保険適用から除外される診療ということになる。なお、保険適用の可否や各診療行為に対する診療報酬点数表は、健康保険法や国民健康保険法などに基づき中央社会保険医療協議会で決定される。

　また、保険診療を受けるには、健康保険法に基づき厚生労働大臣が指定した保険医療機関で保険医から診療を受けなければならない。非保険医療機関あるいは非保険医から診療を受けた場合には、保険外診療となる。患者側からみれば、保険外診療となるケースには、非保険医療機関で受診する場合と、保険医療機関で保険適用を選択せず、診療を受ける場合の2つのケースが想定される。なお、後者の場合、保険診療と保険外診療を同時に組み合わせて行うと、法律上禁じられている混合診療となるので、法律に抵触しないか、あるいは誤解を招かないか否かについて十分に吟味する必要がある。また、この点については後述するが、現状では保険外である診療でも、一定の条件を満たせば、保険外併用療法として扱われ、診療の一部が保険適用可能となる場合もあることにも注意しなければならない。

　保険が適用されない診療自体の具体的なケースとしては、未承認の医薬品、医療用具などを使用する診療、美容外科や審美歯科など、疾患の治療としては厚生労働省が認めていない診療、このほか最先端医療など、まだ診療報酬点数表に掲載されていない診療が該当する。

　このほか、診療以外で保険が適用されない事項としては、「療養の給付と直接関係ないサービス等の取り扱いについて（平成18年9月29日、保医発第0929002号厚労省通知）」

において、整理がなされている。具体的には、おむつ代、病衣貸与代、証明書代、在宅医療に関わる交通費などが掲げられている。

2 自費診療・自由診療

　保険外診療を表す用語として、自費診療あるいは自由診療といった用語も一般に用いられている。厚生労働省の医療経済実態調査の調査項目（自費診療収入等）や患者調査の調査票の診療費支払方法の欄では、自費診療という用語が用いられている。自費診療は、保険外診療を患者側から見た表現とも解することができる。一般には、自由診療という表現は、保険外診療と同義に解されて使用されていると思われるが、自由診療は単なる保険外診療を意味する用語でなく、異なる用語であるという解説を行っている例もインターネット上ではみられる。また、自由診療は、保険医療制度の枠組みにとらわれず、医師の自由裁量に従って診療を行う、医師と患者の間の自由契約に基づいて実施される診療という意味を込めて、自由診療という表現を用いているという解釈もある。

3 医業と医療事業

　個人事業者および医療法人に係る事業税の税務申告に関する書面の中では、医療が個人事業として取り組まれている場合には医業と、医療法人として医療を行っている場合には、これを医療事業と称している。社会保険診療以外の診療を自由診療等という表現を用いている。

③ 保険外併用療法

1　廃止された特定療養費制度

　1人の患者に対する個別の一連の治療行為に、保険診療と保険外診療を併用することは混合診療と称し、健康保険法に基づき法的に禁じられている。しかし、これとは別に従前、患者の大きな経済的負担を軽減するなどといった理由から、保険外扱いであっても厚生労働省令で定められた特定の療養については、特例的に、その一部の療養費用に健康保険を適用し療養費の一部を給付するという制度が運用されていた。これが、特定療養費制度と称された制度である。2006(平成18)年10月1日からは、これらの厚生労働省令が定める特定の療養は、将来的な保険導入のための評価を行う「評価療養」と、特別な病室の提供など、患者の選択に委ねられ、保険導入を前提としない「選定療養」とに整理された。その後、本制度は2009(平成21)年4月1日に廃止され、現在の保険外併用療養費制度に置き替わった。

2　保険外併用療養制度

　本制度は、前述の「評価療養」と「選定療養」に定められた療養については、健康保険の一部適用、つまり保険外診療と保険診療との併用を認めるという制度である。「評価療養」には、新医薬品、新医療用具(医療機器・器具や医療材料)、新しい診断法や治療法等の新医療技術といった先進医療を想定している。また、「選定療養」は、「評価療養」と同様に厚生労働省が定めたもので、自己負担となるが、患者が自らの希望に基づいて選択できる項目である。選択可能な項目は限られているが、健康保険の対象ではなくとも特別な療養環境を選択できる機会を望む患者に対応したものである。患者にニーズの多様化といった時代の流れに対応した新たな制度の芽生えと見ることもできる。

3　本制度創設の経緯

　本件は、政府による一連の社会経済構造の改革論議を契機に誕生に至った制度である。2004(平成16)年12月の厚生労働大臣と内閣府特命担当大臣との合意に基づき、特に保

険診療の対象にならない先進医療は保険診療との併用を認めることとされた。これを受け、この内容等が盛り込まれた医療改革関連法案が法律として可決され、保険外併用療養制度の実現に至った。その背景としては、厚生労働省通知（平成21年3月31日、保医発第0331003号）には、①国民の安全性を確保し、患者負担の増大を防止する、②国民の選択肢を広げ、利便性を向上するという2つの観点が掲げられている。また、当該先進医療に関しては、その実施施設は、安全性と有効性等を確保する必要を考慮して、一定の施設基準を満たした保険医療機関に限定することとした。また、「評価療養」（表1-1）および「選定療養」（表1-2）の取扱いとして、①この制度を取扱う医療機関は、院内の患者の見やすい場所に、評価療養又は選定療養の内容と費用等について掲示をし、患者が選択しやすいようにすること（医療機関における掲示）、②医療機関は、事前に治療内容や負担金額等を患者に説明をし、同意を得ること（患者の同意）、③評価療養又は選定療養を受けた際の各費用については、領収書を発行することとなっている。

表1-1　評価療養

先進医療（高度医療を含む）
医薬品の治験に係る診療
医療機器の治験に係る診療
薬事承認後で保険収載前の医薬品の使用
薬事承認後で保険収載前の医療機器の使用
適応外の医薬品の使用
適用外の医療機器の使用

表1-2　選定療養

特別の療養環境（差額ベッド）
歯科の金合金等
金属床総義歯
予約診療
時間外診療
大病院の初診
小児う触の指導管理
大病院の再診
180日以上の入院
制限回数を超える医療行為

附帯業務とは

1 法的位置づけ

　医療法人は、文字どおり診療を行う非営利法人として法的に位置づけられているため、この趣旨に相反するような収益事業は原則として営めないこととなっている。さらに、医療法人は、医療法に基づく医療を営む都道府県知事による認可法人で、公益的色彩が強い。したがって、本来事業である診療の提供に支障が生じるような状況での医療以外の業務の展開は好ましくはない。そこで、医療法人の営める医療以外の業務には法的に一定の制限が加えられている。このような法的位置づけの中で、医療法第42条および第42条の2には、医療法人の業務の範囲として、医療法人が行い得る業務（表1-3）がポジティブリストという形で記載されている。ここに掲げられた事業群が、「附帯業務」と称されている事業である。

2 附帯業務の事業実施

　医療法人は、法律に定められた附帯業務以外は営むことはできず、営む場合には、定款または寄付行為として定める必要がある。また、定款または寄付行為の変更は、都道府県知事の認可事項である。実施に際しては「業務の支障がない限り」という条件が付記されている。附帯業務の委託および附帯業務のみを行うことも、「不適当である」と「医療法人の附帯業務について・厚生労働省医政局長通知」に明記されている。

3 範囲拡大の背景

　また、法的に認められる附帯業務は、年々その範囲を拡大する傾向にある。この背景には、①時代とともに進歩する医療技術の進歩や医療サービス形態の多様化への対応、②医療費適正化と医療の質の向上といった医療経営の舵取りが難しさを増す中で、医療経営の効率化や安定化といった視点から、医療法人のもつ有形および無形の資産のさらなる経済的活用、③患者中心の医療を展開していく中で、社会経済状況や人々のライフスタイルの変化に対応した形での利用者満足度の向上、④少子高齢化社会の進展する中での医療と福

表1-3 医療法第42条に掲げられている附帯業務について

第42条1号	医療関係者の養成又は再教育
	看護師、理学療法士、作業療法士、柔道整復士、あん摩マッサージ指圧師、はり師、きゅう師、その他医療関係者の養成所の経営 医師、看護師等の再研修
第42条2号	医学又は歯学に関する研究所の設置(目的が定款等に規定する医療法人の目的を逸脱するものでないこと)
第42条3号	医師法第39条第1項に規定する診療所(医師等の常勤)以外の診療所の開設
	巡回診療所、医師等が常時勤務していない診療所(例えば、へき地診療所)を経営
第42条4号	疾病予防運動施設の設置
	疾病予防のために有酸素運動を行なわせ、かつ職員、設備及び運営方法が厚生労働大臣の定める基準に適合する施設の設置
第42条5号	疾病予防温泉利用施設の設置
	疾病予防のために温泉を利用させ、かつ職員、設備及び運営方法が厚生労働大臣の定める基準に適合する施設の設置
第42条6号	保健衛生に関する業務
	薬局、施術所、衛生検査所、介護福祉士養成施設、地方公共団体(地公体)が指定するホームヘルパー養成研修事業、地公体の委託による難病者等居宅生活支援施設、地公体の委託による乳幼児健康支援一時預かり所、介護保険サービスや障害者自立支援法関連サービスに係る有償移送行為(道路運送法に基づく認可事業)、介護保険サービスの一部サービス事業に係る保健衛生に関する業務、助産所、歯科技工所、福祉用具専門相談員指定講習、介護保険法適合高齢者専用賃貸住宅の設置、国土交通省の定める高齢者専用賃貸住宅の設置(生活指導や相談、安否の定期的確認、容態急変時の応急措置、医療機関等への通報など緊急時対応等の継続的サービス提供)、と特定労働者派遣事業、訪問看護業務、障害のある幼児・児童・生徒に対し、学校・専修学校・各種学校・保育所等において看護師等が行う療養上の世話又は必要な診療の補助を行う業務(病院又は診療所によるものは、医療法人の本来業務に該当する)
第42条7号	社会福祉法関連業務(表1-5)
第42条8号	有料老人ホームの設置

出所:厚生労働省

祉の連携の強化と促進などといった要因が考えられる。

4　社会医療法人と収益事業

　より公益性が強められた医療法人である社会医療法人の場合は、強められた公益性と引き換えに経営安定化策として法律で定められた収益事業(表1-4)を営むことが可能となっている(平成19年3月30日、厚労告92)。可能な収益事業としては、①収益を得ることを目的に計画の下で反復継続して実施されること、②社会通念上の業務に該当する事業規

模、③法人の社会的信用を傷つけるものでないこと、③経営が投機的でないこと、④本来業務の円滑な遂行を妨げる恐れがないこと、⑤当該医療法人以外の者への名義の貸与等、その他不当な方法で経営されるものでないことなどの条件も付されている。

表1-4　厚生労働大臣の定める社会医療法人が行うことができる収益業務

・農業	・不動産業（建物売買業、土地売買業を除く）
・林業	・飲食店・宿泊業
・漁業	・医療、福祉*
・製造業	・教育、学習支援業
・情報通信業	・複合サービス事業
・運輸業	・サービス業
・卸売・小売業	

上記業務には、当該社会医療法人の開設する病院等の業務の一部としてまたはこれに附随して行われるものを含まないものとする。
＊病院、診療所または介護老人保健施設に係るものおよび医療法第42条各号に掲げるものを除く
出所：平成19年3月30日厚労告92

5　附帯業務として取り組み可能な社会福祉関連業務

　数多くの社会福祉関連業務が医療法人でも取り組み可能な状況となってきているが、今でも社会医療法人を含めた医療法人は、生活保護法の救護施設、更生施設、老人福祉法の養護老人ホーム、特別養護老人ホームの運営を、業務として取り組むことはできない。通常の医療法人が取り組むことができる社会福祉関連業務は、そのほとんどが第2種社会福祉事業である。第1種事業の中で取り組むことができるのは、ケアハウスのみである。これに対して、社会医療法人の場合には、通常の医療法人が取り組み可能な業務に加えて、生活保護法、児童福祉法、障害者自立支援法、売春防止に係る多くの業務が実施可能である（表1-5）。

6　附帯業務と介護保険事業

　介護保険事業の多くは、①病院や診療所としての本来業務か、②附帯業務における保健衛生に関する業務か、に該当する。介護保険事業の中で、医療法人が取り組めない業務は、地域密着型介護老人福祉施設入所者生活介護のみである。居宅サービス事業である、訪問看護ステーションによる訪問介護、訪問リハビリテーション、居宅療養管理指導、通所リハビリテーション、短期入所療養介護、介護予防サービス事業である、訪問看護ステーションを除く介護予防訪問看護、介護予防訪問リハビリテーション、介護予防居宅療養管理指導、介護予防通所リハビリテーション、介護予防短期入所療養介護、および施設サービスである介護保健施設サービス、介護療養施設サービスが本来業務に該当する。上記以外の介護保険事業は、医療法人における附帯業務として、保険衛生に関する業務に包括される。

表1-5 医療法人が実施可能な社会福祉関連業務

第1種社会福祉事業	詳 細
老人福祉法	ケアハウスのみ
第2種社会福祉事業	生計困難者に対する金銭等供与、生計困難者に対する生活相談
児童福祉法	児童自立生活援助事業、放課後児童健全育成事業、子育て短期支援事業、助産施設、保育所、児童厚生施設、児童の福祉相談事業
母子及び寡婦福祉法	母子家庭等日常生活支援、寡婦日常生活支援、母子福祉施設
老人保健法	老人居宅介護等事業、老人デイサービス事業、老人短期入所事業、小規模多機能型居宅介護事業、認知症対応型老人共同生活援助事業、老人デイサービスセンター、老人短期入所施設、老人福祉センター、老人介護支援センター
障害者自立支援法	障害福祉サービス事業、相談支援事業、移動相談支援事業、地域活動支援センター、福祉ホーム、
身体障害者福祉法	身体障害者生活訓練等事業、手話通訳事業、介助犬訓練事業、聴導犬訓練事業、身体障害者福祉センター、補装具製作施設、盲導犬訓練施設、視聴覚障害者情報提供施設、身体障害者の更正相談事業
知的障害者福祉法	知的障害者の更正相談事業
障害者自立支援法附則	精神障害者生活訓練施設、精神障害者授産施設、精神障害者福祉ホーム（B型）、精神障害者福祉工場（兵士絵23年度の末までの政令で定める日の前日まで存続可能）
	生活困難者のための無料・低額簡易住宅貸与、生活困難者のための無料・低額宿泊所等、生活困難者の無料・低額診療、生活困難者のための無料・低額介護老人保健施設、隣保事業、福祉サービス利用授助事業、前述事業に関する連絡又は助成
上記に掲げられた事項に加えて社会医療法人のみが実施可能な社会福祉関連業務	
第1種社会福祉事業	詳 細
生活保護法	生計困難者を無料又は低額な料金で入所させて生活の扶助を行なうことを目的とする施設（生活保護法上の保護施設である宿泊提供施設を除く）、生活困難者に対する助葬
児童福祉法	乳児院、母子生活支援施設、児童養護施設、知的障害児施設、知的障害児支援施設、盲ろうあ児施設、肢体不自由児施設、重症心身障害児施設、情緒障害児短期治療施設、児童自立施設
障害者自立支援法	障害者支援施設
売春防止法	婦人保護施設
	授産施設（生活保護法上の保護施設である授産施設を除く）、生活困難者に対して無利子又は低利で貸金を融通する事業（都道府県社会福祉協議会が行なっている生活副詞資金貸与事業等であって、社会福祉法による手続きを経た事業）

出所：厚生労働省『医療六法』（中央法規）

7 附随業務と付随事業

附帯業務と混同しやすい用語に、附随業務と付随事業という用語がある。

附随業務とは、病院等の業務の一部、あるいはこれに附随して行われるものと解釈され、収益事業には包含されない業務である。具体的には、病院等の建物内の売店や敷地内の駐車場の業務(建物や敷地外のものは該当しない)、病院等を往復する患者の無料搬送(当該病院から他病院への無料搬送は該当しない)などが附随業務に該当する[*1]。

一方、付随事業は、医業に附随する事業という意味で、主に税務上使われている用語である。付随事業は医療事業に附随する事業と解され、医療事業に含まれるものとして扱われる。附帯業務とはまったく意味するところが異なるので、明確に区別する必要がある。付随事業からの収入は、医療の対価として収入とともに、医療事業等に係る収入金額に含められる。具体的には、①医療事業に付随して生じる受取利息収入、②医療事業に付随して生じる補助金、③医療事業に付随して生じる生命保険金や損害保険金、④従業員から受け取る給食収入などが該当する。

[*1] 附随業務:開設する病院等の業務の一部として又はこれに附随して行われるものは収益業務に含まれず、特段の定款変更等は要しない。附随して行われる業務とは、次に掲げるものである。①病院等の施設内で当該病院等に入院若しくは通院する患者及びその家族を対象として行われる業務又は病院等の職員の福利厚生のために行われる業務であって、医療提供又は療養の向上の一環として行われるもの、②病院等の施設外で当該病院に通院する患者を対象として行われる業務であって、当該病院等において提供される医療又は療養に連続して行われるもの、③①及び②において、当該法人が自らの事業として行わず、当該法人以外の者に委託して行う場合にあっては、①又は②の前段に該当するものである、当該法人以外の者への委託業務 (出所:医療法人の業務範囲・2001年4月1日現在。厚生労働省より抜粋一部改変)。

5 拡大する医療ビジネス（1）

1 保険医療周辺サービスから医療ビジネスへ

　日本では、病院や診療所は医療法により非営利の事業体として定められている。そして、医療の主体は、社会保険医療である。このため、一般に医療ビジネスというと、企業が参入し得る医療関連サービスをイメージされることが多いと思われる。

　ここで想起される医療関連サービスとは、寝具の洗濯・貸与や病院給食など医療には該当しない保険医療周辺の代行あるいは支援サービスであり、狭義には法定サービスとして、検体検査、滅菌消毒、患者給食、医療機器の保守点検、医療用ガス供給設備保守点検、寝具類洗濯、院内清掃が該当する。法定サービスについては、医療機関は医療法施行規則に定める基準に適合する事業者に委託しなければならない。このため、財団法人医療関連サービス振興会（APHCS）は、サービスマークの交付による事業者認定制度を行っている。

　また、医療関連サービス業自体も発展するにつれ、法定サービスの枠を超え多様化が進んできている。APHCSでは、法定サービスに加え、医療廃棄物処理業、医療事務業、院内情報コンピュータ・システム業、医療情報サービス業、院内物品管理業、医業経営コンサルティング業、在宅酸素供給保守点検業、在宅医療サポート業を対象に、3年に一度の実態調査を実施している。

　このほか、医療関連分野は規模や業種を問わず、ベンチャー企業や大手企業から新興ビジネス分野として、注目されている分野である。このため、政府施策による規制緩和なども追い風となって、種々のサービスが業態として発展を遂げてきている。これらの新型の医療関連サービスの種類を列挙すると、緊急通報サービス、電子カルテ開発・提供、遠隔医療画像読映、診療所経営支援、医療職紹介業、医療機関に対する治験事業支援、医療モール開発・運営支援、健康相談（メンタル領域も含む）、レセプト点検、病院ファンド、健康度測定、郵送による在宅健診、医師向けソーシャル・ネット・ワークサイトの運営、などと枚挙に暇がないほど、次々と新業態が登場し、止まるところを知らないといった状況である。そして、これらの中には、支援といったレベルから、間接的であるが医療サービスの提供のしくみを主体的に変革し得る力を持った業態へと発展しつつあるものも存在する。事業範囲も保健医療周辺から保険外診療も含めた医療全体の周辺事業へと広がりを見せている。従来のような医療に関連した関連サービス分野という範疇から、時には医療の

変革を予感させるパワーさえも持ち合わせたサービスセクターも登場している。このような状況を鑑みると、医療ビジネスをより広義なイメージで捉えるべき時代が到来している（図1-2）。

〔新型医療関連サービス〕
電子カルテ関連事業、遠隔画像読影事業、医療機関経営支援事業、医師職業紹介業、医療機関の臨床試験支援事業、医療モール関連事業、健康相談事業、メンタルヘルスサポート事業、保険者向けレセプト点検事業、病院ファンド、在宅郵送健診支援事業、健康情報支援サービス業など

〔振興会が掲げるその他の医療関連サービス〕
医療事務代行（1,700億円）、医療廃棄物処理、院内物品管理、在宅医療サポート、患者給食宅配、院内情報コンピュータシステム、医療情報サービス、医業経営コンサルティング、緊急通報サービス

〔法定業種〕
患者給食（5,900億円）
検体検査（4,700億円）
病院寝具類洗濯（1,400億円）
院内清掃（900億円）
在宅酸素供給装置保守点検（690億円）
院内医療機器保守点検（410億円）
患者輸送
医療用ガス供給設備保守点検

（　）内の数字は財団法人医療関連サービス振興会による2007年の市場規模予測額
出所：財団法人医療関連サービス振興会のホームページおよびDIR調べ
（『医療白書2008年度版』187ページ 図表4.1「日本の医療関連サービス業のあらまし」を転載）
図1-2　日本の医療関連サービス業のあらまし

6 拡大する医療ビジネス（2）

1　医療機関主導型の医療ビジネス

　医療の周辺事業を医療ビジネスとして捉えると、事業主体を企業に限定して考える必要もなくなる。実際、企業あるいは起業家ではなく、医療機関や医師など医療関係者自らが創業・開発の主体になった業態が存在していることに気づく。そして、この場合、周辺事業だが、医療の範疇として展開しているケースと医療の枠外で展開しているケースの2通りがある。前者の例が健診事業、いわゆる人間ドックの事業である。人間ドックは医療機関でなければ運営主体になれないが、わが国の中高年の健康管理手法として広く普及している。人間ドックは保険診療外で発展を遂げた医療ビジネスの成功例である。後者については、電子カルテ開発や遠隔医療情報システムにその例をみることができる。

(1) 人間ドック事業

　人間ドックとは、任意で利用者が受診する健康診断サービスで、海外ではヘルスチェック・サービスあるいはヘルスチェック・プログラムと称されている。人間ドックの歴史については、宮川昭平医師（新宿区医師会）の論文に詳しく記述されている。それによると、国立東京第一病院（現国立病院機構国際医療センター）で、人間ドックが最初に開始された。時期は、1954（昭和29）年のことであった。当時は、1週間の入院により内科を中心として診察を受けるというのが一般的な人間ドックであった。1959（昭和34）年には聖路加国際病院が、現在のような短期型の人間ドックのモデルが開発し、全国の病院に急速に普及していった。そして、1964（昭和39）年には米国で始められたコンピューターを用いた自動健診が日本にもたらされ、1970（昭和45）年以降には、東芝総合健診センターを皮切りに、独立型の健康管理センターの設立ブームが起きた。特に、料金設定が自由な人間ドックは医療機関の新たな収入源として、医療機関付属の健康管理センターないし健診センターの開設に拍車がかかった。現在は、特定検診・保健指導事業、いわゆるメタボ検診・指導が法定実施されたことに伴い、あらたな発展・競争の時代に入っている。従来型の健診のほかに、血管弾力性を新型の健康測定器により測定するなどといった健康度チェックや画像を立体図で表現できる3Dの画像診断機を用いて、心臓の周辺脂肪や冠状動脈の状況を立体的にコンピューター画面上に描き出すシステムを導入したり、抗加齢を銘打った

アンチエイジング・ドックなど新型ドックサービスを登場させたりしてきている。

わが国で人間ドックが広く普及している理由には、従業員の健康維持・増進を図るため、35歳以上と一定の年齢基準を設けて、それ以上の中高年者およびその配偶者に、所属企業の健康保険組合が費用補助を行って受診を推奨していることがある。大手企業の役員、事業主、医師、弁護士、著名人などを対象にし、腫瘍マーカー、遺伝子検査、最先端の画像診断機器による検査などを組み込んだ、より高額のVIP健診やエグゼクティブ・プログラムなどの高級人間ドックも昨今では登場している。なお、人間ドックは、検査結果からの診断を行うので、医療行為の範疇に該当し、このため、病院や診療所、あるいは医療機関を有する財団法人や社団法人などによって運営されている。

（2）医療ITビジネス

人間ドック以外でも、医師や医療機関の直接参入が活発な分野がある。これが、医療ITビジネス分野である。この分野は、ハードを含めたシステム開発と医療関連サイトやネットワークの運営に大きく分けることができる。前者の典型的なものとしては電子カルテシステムの開発である。これには、院内で医療情報センターを組織化して取り組む例や院外においてMS法人で取り組んだり、新たにITベンチャー企業を創設したりする事例などがある。大病院や大学病院では、医療情報部（医療経営管理部等と統合運営されているケースもある）が設置され、このような組織がITを活用した科学的経営に取り組む場合もある。日本医師会も独自に電子カルテシステムを開発している。後者の事例は、医師がITベンチャー企業を設立ケースがある。SNSサイトを開発したり、遠隔画像情報をやり取りするネットワークサービスを提供したりといったサービスが開発されている。e-ヘルスと称されるが、ITを利用した予防医療分野での新医療ビジネスの開発も活発化している。

2008（平成20）年3月に発行されたEucomedのQuaterly Newsletterでは、「Focus on eHealth」と題して、e-ヘルスを特集している。e-ヘルスのサービスモデルとして、医療情報ネットワーク、電子カルテ、テレヘルス／テレメディシンを挙げ、テレメディシンの活用事例として、生活習慣病等の慢性疾患患者の疾病管理、在宅療養高齢者のQOLの改善、救急医療における迅速な診断・処置、過疎地域におけるプライマリーケアなど想定している。

日本でも、2008年4月より、40歳から75歳未満の被保険者および被扶養家族を対象に、生活習慣病予防のための特定健康診査と特定保健指導の実施が健康保険組合など保険者に義務付けられた。この分野でも情報コミュニケーション技術（ICT）を活用した事業開発が進んでいる。例えば、体重計、歩数計、血圧計など計測器からのデータをはじめとする個人の健康情報を、インターネットや携帯電話を通じて家庭や職場から送信し、健康保険組合などからの委託を受けた各サービスプロバイダーがデータを受信し医療機関などの協力を得て分析。個人の健康状態に基づく指導内容を折り返し、個人宛に送信するといったモデルがすでに登場している。

第2章
保険外診療と附帯業務の実践

1. 保険外診療における経営モデル構築のポイント（1）
2. 保険外診療における経営モデル構築のポイント（2）
3. 保険外診療における経営モデル構築のポイント（3）
4. 主な保険外診療の実際（1）
5. 主な保険外診療の実際（2）
6. 保険外診療・附帯業務における戦略的事業計画の策定
7. 医療法人における戦略的事業計画の立案の手法（1）
8. 医療法人における戦略的事業計画の立案の手法（2）
9. 医療法人における戦略的事業計画の立案の手法（3）
10. 医療法人における戦略的事業計画の立案の手法（4）
11. 医療法人における戦略的事業計画の立案の手法（5）
12. 医療法人における戦略的事業計画の立案の手法（6）
13. 保険外診療のマーケティング（1）
14. 保険外診療のマーケティング（2）
15. 保険外診療のマーケティング（3）
16. 保険外診療のマーケティング（4）
17. 未承認の医薬品や医療機器などの使用
18. 保険外診療と附帯業務と民間医療保険
19. 先端医療
20. 先端がん治療（1）
21. 先端がん治療（2）
22. 漢方医療
23. 海外の株式会社形態の病院における経営戦略のグローバル化（1）
24. 海外の株式会社形態の病院における経営戦略のグローバル化（2）

1 保険外診療における経営モデル構築のポイント(1)

1 保険外診療の割合と経営モデル

　日本の保険医療制度では、混合診療が禁じられているため、医療機関が保険外診療と保険診療の両方を行う場合には、混合診療と誤解されないように留意する必要がある。また、混合診療禁止の理由の1つには、医療における平等の原則がある。患者には等しく受診の機会が与えられ、必要とされる医療が提供されなければならない。当然、地位、所得あるいは職業などによって、提供される医療に差異があってはならない。したがって、保険医療機関においては、保険診療の患者が保険外診療の患者は優遇されていると感じたり、差別意識を持ったりするような経営モデルの構築は好ましくはない。

　例えば、同じ診療待合室で保険診療患者と保険外診療患者が診療を待ち合う場合、意図的でなく診療の都合から保険外診療患者を先に診療するような場合があると、保険診療の患者は誤解し、保険外診療患者が厚遇されていると感じるかもしれない。また、保険外診療のみを予約制とすると、保険診療の患者だから診療まで待たされるのかと、診療待ちに不満を持つだろう。保険診療機関としての法的要件や機能を逸脱せぬよう、保険外診療の経営モデルは、慎重に構築しなければならない。

　医療機関を監督する立場の都道府県の医療福祉行政当局や地域の社会保険事務所などの当該地域における行政当局側の考え方などについても、あらかじめ情報を得ておくことも必要であろう。保険外診療の割合を、来院者における保険外診療の患者人数の割合に置き換えて、経営モデルを考えてみたい。

(1) 保険外診療の患者が来院者10人につき1人未満（10%未満）の場合

　医療機関の知名度やスタッフの士気向上、新医療技術の吸収、将来の経営環境の変化に備えて、などといったことを目的に、保険外診療を試みに取り組んでいるといった状況である。保険外診療の患者がそれほど目立つ状況ではない。保険診療と保険外診療との経営上の区分けについては、取り立てて考慮することはない。

(2) 保険外診療の患者が来院者10人につき1人以上から 4人につき1人未満（10％〜25％未満）の場合

　保険診療の患者と保険外診療の患者が同じ待合室にいると、少し保険外診療の患者が目立ってくるという状況である。保険診療の患者が不快感や不満を抱かないようにそろそろ配慮が必要となってくる段階である。一方では、保険外診療の患者が診療に満足するように、快適な診療環境を提供するように工夫する必要も生じてこよう。

(3) 保険外診療の患者が来院者4人につき1人以上から 2人につき1人未満（25％〜50％未満）の場合

　保険診療と保険外診療を並行して提供することによる思わぬ摩擦が生じないように、十分な配慮が求められる段階である。いよいよ保険外診療が軌道に乗り、成長し始める段階でもある。それだけに、保険外診療においてもマーケティングを意識して行い始めなければならない。このため、保険外診療と保険診療のバランスをとって、医業経営を行うことがかなり難しくなってくると思われる。将来に向けて、保険外診療と保険診療の分離を考える段階でもある。

(4) 保険外診療の患者が来院者2人につき1人以上（50％以上）の場合

　保険外診療が当該医療機関の医療サービスの中心となり、医療機関の収支を保険外診療が支えているという状況である。保険外診療と保険診療を個別事業として、明確に区分する必要があろう。施設面でも保険外診療と保険診療との各々独立した施設で完全分離し、運営するほうが好ましい状況も生じてこよう。税務面でも保険診療と保険外診療との収支を独立して算定するほうが適当となろう。

第2章　保険外診療と附帯業務の実践

2 保険外診療における経営モデル構築のポイント(2)

1　事業化・企業化の考え方

　保険外診療は、保険診療と異なり、料金体系、使用する検査、用具、医薬品を自由に選択し、診療プロセスや料金体系も医師自らが任意に設定できる。このため、診療モデルのデザインが、事業の将来性を左右することになる。保険診療であれば、診療プロセスのすべてを医療機関で完結しなければならない。だが、保

①医療法人型
②企業部分代行型
③企業経営管理型

図2-1　保険外診療における経営モデル

険外診療では、経済的効率性の面から診療プロセスを部分的にアウトソーシングすることが最良か否かを検証する必要が生じる。例えば、保険外診療のビジネスモデルとしては、図2-1に示すように、①医療法人の範疇ですべての診療を完結させる医療法人型、②医療法に抵触しない範囲で一部の業務を企業にアウトソーシングする企業部分代行型、さらに③アウトソーシングされた企業がマーケティングや経営戦略策定、運営管理を積極的に支援する企業経営管理型が想定される。

　また、中核医療機関やアウトソーシング企業と複数の医療機関が提携しグループを形成している場合は、図2-2のような構図となる。さらに、グループ医療機関の経営管理面の支援を行うなど、グループ医療機関との関係が密接になったモデルが図2-3である。特に、提携医療機関が数多くなり、グループの規模が大きくなるにつれて、企業部分代行型のビジネスモデルは、企業経営管理型の色彩が増してくる。さらに、大学で研究開発された基盤技術をもとに、医療機関が最新医療技術を事業化している場合には、基盤技術を継承し、経営管理支援を行うバイオヘルス企業が中核となって、提携グループ医療機関を支援するケースも想定される。遺伝子治療、細胞療法や再生医療など先端バイオ医療では、このような事業モデルが採用される可能性がある（④未来モデル：インテグレーション型）。

　実際、がんの細胞療法やPETなどによる最先端の医療用放射線画像診断の分野などでは、免疫細胞療法に用いるリンパ球の加工や高額な先端画像機器の所有など、医療法に抵触しない部分を医療機関から分離し、企業化している事例がある。また、医療サービスの企業

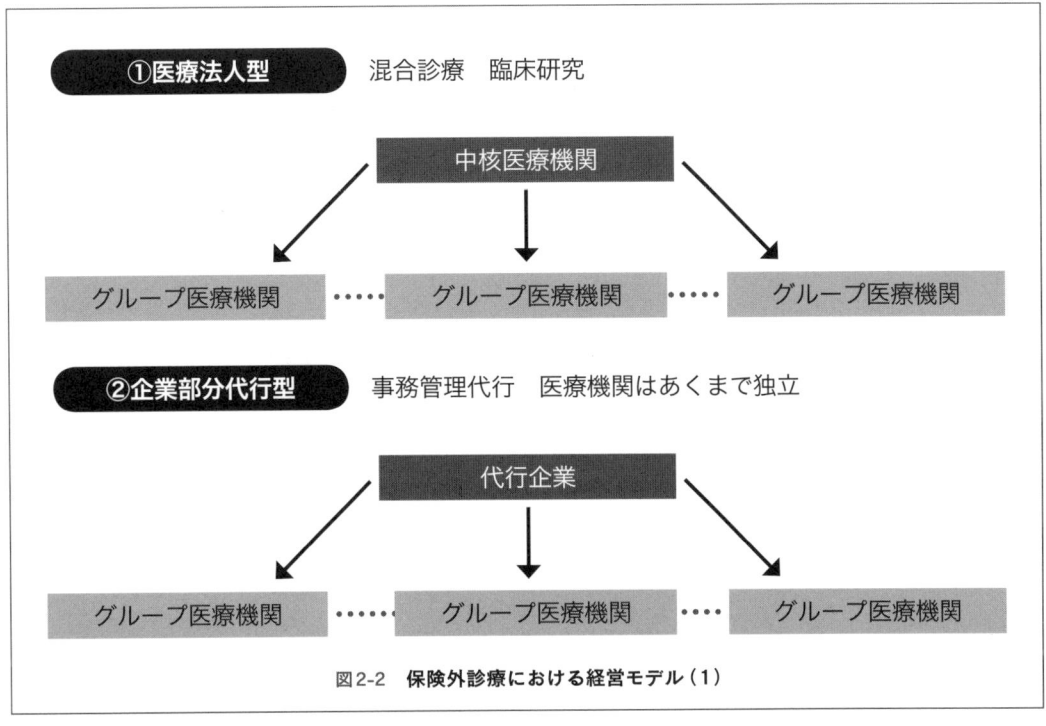

図2-2　保険外診療における経営モデル（1）

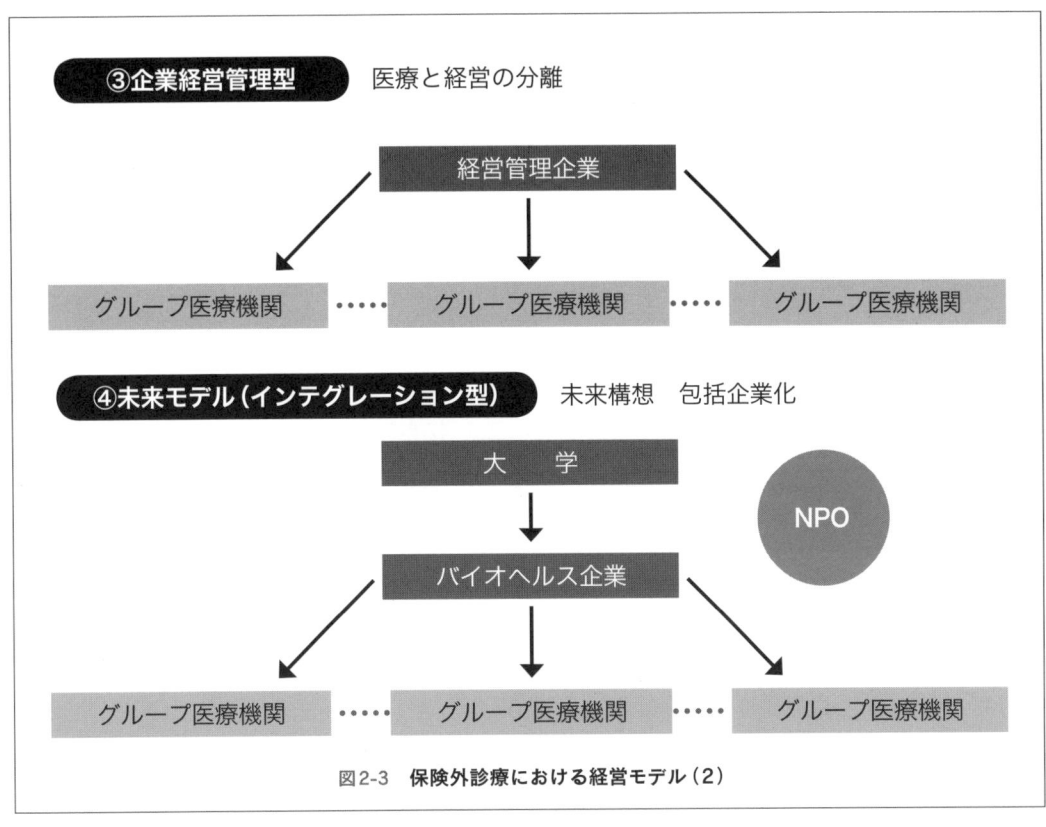

図2-3　保険外診療における経営モデル（2）

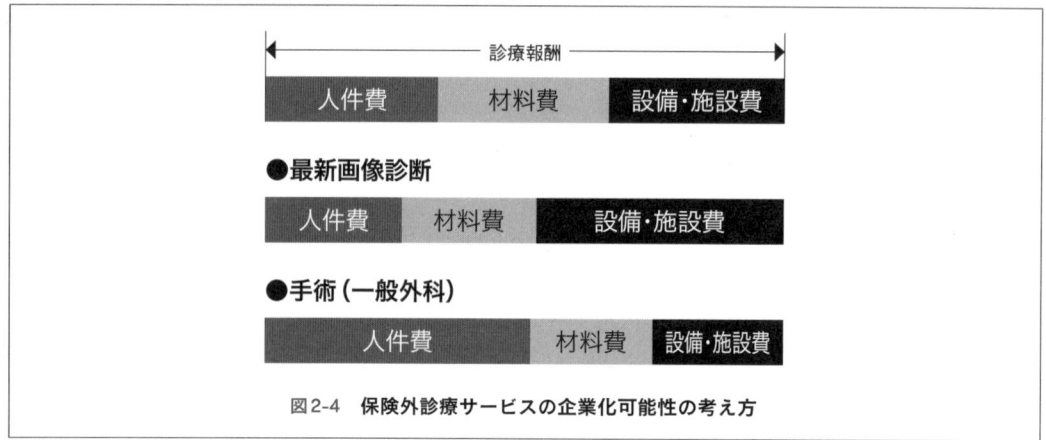

図2-4 保険外診療サービスの企業化可能性の考え方

化の可能性は、当該医療サービスにおいて医療と経営の分離が可能で、かつ分離した場合、医療機関と支援企業のそれぞれの経営が両立するという条件が成立するか否かに左右される。1つの考え方を示せば、最新画像診断や免疫細胞療法などのように、高額な設備や施設を必要とするケースでは、経営と医療の分離が容易で、支援事業部分の企業化可能性が高いといえる（図2-4）。つまり、労働装備率の高い診療のケースでは、医療事業の部分的企業化の可能性が高くなるのである。

　保険外診療は、事業モデルの構築が比較的自由な半面、時には景気動向に事業収支が大きく左右されるなど、保険診療に比べて事業化リスクのある診療である。したがって、これまでに述べたように、保険外診療では、その可能な一部事業を企業化することも1つの方法である。医療機関では、保険外診療の事業資金も融資に頼らざるを得ない。リスクのある事業では、融資も容易に受けられない。企業化すれば、融資以外にも資金調達手法が多様化し、リスク事業であるとしても、ベンチャーキャピタル等を通じて資金を集めることが可能となる。企業の持つ経営力を保険外診療に部分的に導入でき、保険外診療の事業基盤をさらに強化し得る道が開けてくる。

2　メディカル・サービス法人の活用

　特定の医療機関から医療に該当しない業務を請負うために、関連して設立されている場合がある。これらの企業を総称して「メディカル・サービス法人」あるいは「MS（エム・エス）法人」と呼んでいる（図2-5）。保険外診療における一部事業の企業化については、企業を新規に設立するのみでなく、当該医療機関がグループ内にこのMS法人を設立していれば、これを活用するのも便法である。

　MS法人の当初の業務は、①医薬品、医療材料や消耗品などの販売業務、②医療機器等のリース・レンタル業務、③土地・建物などの賃貸業務、④医療保険請求事務・清掃業務、

> **業務内容は？**
> ☞ 薬品・医療材料等の販売
>   医療機器のリース・レンタル業務
>   土地・建物の賃貸業務
>   保険請求事務・清掃事務等の請負業務
>   資金計画・人材管理等の経営管理業務請負業務

図2-5　MS法人の業務機能

⑤資金計画・人材管理など経営企画管理受託業務などであった。いずれにしてもMS法人の設立の目的は、まさに、医療と経営の分離を図ることによる運営の効率化で、「医療に該当しない業務部分を企業形態で経営することによる業務効率化」や「医療関連サービス業の実施」などは、その設立目的に合致する。

　かつては、MS法人の設立目的は、「節税対策」、「医療に該当しない業務部分を企業形態で経営することによる業務の効率化」、「医療関連サービス業の実施」などであったとされる。しかし、最近では、医療・福祉関連サービスの進展にしたがい、MS法人の手掛ける業務も多様化し、それに伴いMS法人の性格もアウトソーシングから医療経営支援型へと変化しつつある。

保険外診療における経営モデル構築のポイント(3)

1　必要とされるメディカル・アントレプレナー

　保険外診療は、医療における新規事業の色彩を持っている。医療機関が保険外診療を手がけることは、起業家がベンチャービジネスを立ち上げたり、大手企業が新規事業に参入したりすることと類似している。創出した事業モデルが本当に適切か、保険外診療で収益は確保できるのか、いつ黒字化できるのか、事業が軌道に乗るまで不安の種は尽きない。さらに、事業が軌道に乗ったとしても通常のビジネスのように、競合相手が登場し競争を意識した経営が迫られる。保険外診療の事業展開は、常に事業リスクと背中合わせで、事業の将来に関する不透明感が付きまとい、これらを拭い去るまでに事業を成長に導くのはなかなか難しい。新規の医療事業である保険外診療の経営は、霧がかかって見通しの悪い登山道を進むようなもので、進むべき道を先まで見通し、対処することは容易ではない。

　したがって、このような事業の性格を持つ保険外診療を経営するには、それなりの人材が必要となる。それなりの人材とは、一言でいえば、メディカル・アントレプレナー（医療起業家）である。アントレプレナーとは、起業家という意味で、一般にリスクを怖気づくことなく熱意を持って粘り強く新事業の立ち上げに立ち向かうビジネスパーソンを指す。起業家が備えるべき性格としては、リスク志向、達成感への強い意欲、強い独立意識、内的統制力、あいまいさに対する認容、高い社会貢献志向などがある。また、起業家たちも、趣味を実益に変えフリーランスで仕事をする自宅起業家、IT分野で活躍するサイバー起業家、次から次へと起業する連続起業家、社会貢献事業の立ち上げを目指す社会起業家といったように、細分化してきている。

　一方、医療は通常のビジネスと異なり、サービス事業であるとともに、公共福祉サービスという2つの側面を持つ。そして、医学・医療に関する専門的知識が要求される。この意味で、医療における新規事業たる保険外診療の立ち上げには、医療に係る経営知識と起業家の精神を併せ持つ人材である医療起業家が必要となる。具体的には、起業家の性格を備え、医療に関する知識、加えてリーダーシップ論、組織戦略論、マーケティング、ファイナンスなど経営学の知識を修得した人材などがこれに該当しよう。昨今では、医師や看護師でもMBA（経営管理学修士）の課程で学んだ人材が珍しくなくなった。一方、企業人が医療系大学院などで医療管理学や医療政策・経済学等を学ぶ機会を得ることも可能と

なってきた。もちろん、起業家の素養には精神面や性格的な面が大きなウェイトを占めることから、幸運にも生来の医療起業家という者も存在するだろう。だが、医療と経営という学際領域で学んだ医療者や企業人の中からも、医療起業家人材は輩出されてきている。欧米では、医師らを医療経営のリーダーに育成する医療経営系の大学院が充実しているが、日本でも医学・医療系大学院で医療経営に係る専門教育を行うコースが増えてきている。

2 資金調達

　一般に、医療機関の資金調達手法としては、独立行政法人福祉医療機構や市中銀行からの融資が一般的である。医療機関専門の政策金融機関の性格を有する独立行政法人福祉医療機構からは、融資条件を満たせば施設建築や設備投資に必要な資金を低利で長期に借り入れできる。融資対象としては、医療貸付では、病院・診療所、介護老人保健施設、指定訪問看護事業、助産所、医療従事者養成施設、福祉貸付では、ケアハウス、老人デイサービスセンターなどの介護老人福祉施設、保育所などの児童福祉施設、居宅介護サービスなど介護老人福祉サービス事業が該当する。したがって、医療機関が行う附帯業務では、独立行政法人福祉医療機構の貸付対象となる施設や事業が出てくると思われる。

　一方、保険外診療では、施設のデザインや利用目的、診療サービスの内容によっては、資金調達手段は、市中銀行からの融資のほうが適当であるケースが少なくないだろう。保険外診療は、保険診療よりは、リスクのある事業と考えられるので、融資交渉に望むにあたっては、企業と同様に、事前に当該保険外診療についての事業計画書を作成し、交渉では、計画書を元に説明を行うのが適切である。

　また、保険外診療の事業の一部を企業化している場合には、資金調達手法は、融資に限らず、調達方法の幅が広がる。例えば、当該企業が金融機関、機関投資家、ベンチャーキャピタルなどを引受先として、株式の増資により資金を調達するといった直接金融による資金調達の道も開けてくる。さらに、がんのリンパ球療法を支援するベンチャー企業のように、証券市場に株式を公開できれば、さらに大きな資金を調達することも可能である。

　このほか、医療機関の資金調達手法としては、診療報酬債権の流動化や病院債の発行などの新手法も開発されている。こういった方法の利用を検討してみるのも一案である。

3 戦略的経営の導入

　保険外診療では、料金や診療内容が自由設定のため、自ずと競争を意識した経営が求められる。したがって、経営思想にも戦略的思考が求められる。すなわち、ある目標を設定し、その目標達成のために資源をどのように調達し、配分し、活用するのか、資源の運用策を大局的・長期的かつ総合的な視点で描き出すということである。

第2章　保険外診療と附帯業務の実践

 主な保険外診療の実際（1）

1　保険外診療に従事する医師の数

　社会保険医療を主体とする日本でも、近年、徐々にではあるが、保険外診療の診療メニューの種類は増加している。保険外診療に従事する医師の数についても兼業も考慮すれば増えていることが推定されるが、統計データは乏しく、医師数は把握できない。唯一、厚生労働省の実施している医師・歯科医師・薬剤師調査（2008［平成20］年度）から、美容外科を標榜する医師数として、441人（医師全体の0.1％、平均年齢44.5歳）という数字が得られるのみである。

2　セカンドオピニオン

　患者の求めに応じて、他の医師や異なる医療機関の治療方針に対する第三者的な助言や意見を述べるセカンドオピニオンなどは、特定の診療科に限ったことではなく、すべての診療科で行い得る保険外診療である。東京大学医学部附属病院では、ユニークな試みとして、セカンドオピニオン外来（http://www.h.u-tokyo.ac.jp/patient/second.html）を設置している。現在の診断・治療法、あるいは今後の治療法や見通しに関する専門医としての意見提供を行っている。相談料金は、30分21,000円で、最長60分までの相談が可能となっている。

3　内科領域の保険外診療

　内科における保険外診療としては、時間にとらわれず納得がいくまで十分に診察をしたい等といった理由で、保険外診療のみを行う内科診療所も例外的に存在するが、数は非常に少ない。広義に捉えれば予防医療分野ではあるが、内科領域で最も大きな保険外診療といえば、人間ドックに代表される健康診断事業が存在する。また、健常人や患者からの健康相談も想定されるが、人間ドック、セカンドオピニオン、会員制健康倶楽部などに組み込まれて実施され、健康相談のみをメニュー化している例はまだ少ない。なお、医療関連サービスの範疇（はんちゅう）で、診療行為に当たらない範囲で健康相談サービスを行っている企業は存

在する。

4 外科領域の保険外診療

(1) 美容外科

　皮膚科、美容皮膚科では、美白・美肌、しわ・たるみの改善、ほくろ・いぼの除去、にきび・にきび痕の治療、肝斑(かんぱん)治療、開いた毛穴の処置、傷痕・ケロイドの治療、医療レーザー脱毛、刺青除去、医療アートメイク、ワキガ・多汗の改善、薄毛・抜け毛の改善、豊胸などを保険外診療として行っている。上記の多くは、レーザーによる治療が導入されている。このほか、いびき・無呼吸症候群、アレルギー性鼻炎、腰痛症、肩こり・肩関節周囲炎、リウマチ性関節炎、近視矯正手術、下肢静脈瘤などのレーザーによる治療が保険適用外として行われている。

(2) 眼科

　レーシックとして知られているレーザーによる近視矯正手術やコンタクトレンズ装用のための検査や診療が保険外診療として行われている。

(3) 精神科

　精神科の診療では、通常の診療科と異なり、患者と長い時間をかけて向き合い、面談することが必要な場合がある。このような相談は必ずしも健康保険が適用されない。このため、精神科相談や精神療法を保険外診療として行っているケースがある。

5 主な保険外診療の実際(2)

1 生殖補助医療

　不妊治療としては、妊娠のためのベストタイミングの指導、排卵誘発のためのホルモン療法をはじめとする薬物療法、卵管や輸精管の狭窄を改善する手術療法、人工授精や体外受精などが生殖補助医療（ART）である。不妊治療には、健康保険が適用される治療と適用されない治療があるが、一般にARTは健康保険の適用外の保険外診療となる。このため、自治体によっては、一定の要件を満たした夫婦に対して、高額な自己負担を少しでも低減するために、ARTのための助成金を支払う特定不妊治療費助成事業を行っているところもある。したがって、自治体や地域の保健所のホームページなどをチェックする必要がある。
　ARTの手法としては、人工授精（AIH）、体外受精（IVF）、顕微授精（ICSI）がある。
　ARTの費用は、保険外診療となるため、施設によって異なる。首都圏のある不妊治療施設のホームページでは、1～3回目で一般IVFが367,500円／回、ICSIで472,500円／回と設定されている（いずれも税込み）。

(1) 人工授精（AIH）

　精液を洗浄・濃縮処理し、子宮内に直接入れる手法。子宮腔精子注入法（IUI）とも称される。精液の質の低下や精子数の減少といった男性不妊のケースや抗精子抗体の存在などの女性不妊のケースに実施される。

(2) 体外受精（IVF）

　卵子と精子を採取し、胚培養室で受精を行わせたのち、採卵後2日目に1～3個の胚を子宮内に移植する（胚移植）方法。卵管閉塞、子宮内膜症、重症の男性不妊、原因不明の不妊をはじめ、近年はカップルの状況を十分に考慮して選択されている。精神的、身体的、経済的にも負担が大きいことから、倫理面も考慮し慎重に選択を検討すべき技術である。手順としては、薬物による卵巣の刺激、腹壁側からの針を用いた卵子の吸引採取、精子の採取・洗浄、胚培養室での受精、受精後2～3日後に受精卵の子宮内移植（胚移植）、2週間後に成否判定というプロセスをたどる。状況によっては、凍結した精子や凍結した胚

を利用することもあるが、リスクや倫理面を慎重に検討し実施される。IVFには、不妊症専門医、エンブリオロジスト（胚培養士）、生殖医療指導医、不妊看護認定看護師、臨床心理士など専門医療スタッフが必要で、これらの多様な専門家がチームを組んで、実施する治療法でもある。

（3）顕微授精（ICSI）

顕微授精（ICSI）は、1992年から始まった、より精密なIVFである。ICSIは、顕微鏡下で人手によって1つの精子を卵子内に直接注入する方法で、卵細胞質内精子注入法と呼ばれている。重度の男性不妊など体外受精では治療が難しい症例に対して、受精率を高める方法として用いられている。

2　抗加齢医療（アンチエイジング医療）

皮膚科、眼科など各専門診療科で対応されているメニューと重複するものもあるが、抗加齢を目的とする総合診療科的対応を行う診療科や専門クリニックが登場している。これらを総称して、抗加齢医学あるいは、アンチエイジング医療と呼び、診療メニューの多くは保険外診療として行われている。すでに、専門医学会である日本抗加齢医学会が組織され、抗加齢医学専門医・指導士認定制度も実施されている。抗加齢医療の代表的かつ、具体的な診療メニューを挙げると、アンチエイジングドック、女性更年期相談、ホルモン補充療法、点滴療法・キレーション、デトックス、サプリメント、シミ治療、しわ治療、ダイエット、ヘアケア、高齢性難聴、性機能減退改善、前立腺障害・ホルモンバランス改善（男性）、男性更年期相談、老眼、白内障、加齢性黄斑変性、整形外科的療法、筋力減退改善、骨粗鬆症対策、変形性関節炎治療、脳神経系疾患予防・治療、脳血流障害改善、アルツハイマー病予防・改善、ストレス対策、アンチエイジングを目的とするメンタルヘルスサービス、肥満関連遺伝子診断などがある。メニューは多彩で、新たな診療メニューも続々登場している。

6 保険外診療・附帯業務における戦略的事業計画の策定

1 戦略的事業計画とは

　保険外診療や附帯業務は、公的性格から非営利性が強く求められる社会保険診療などとは異なり、収入は患者の自己負担に依存し、収益性が求められてくる。また、保険外診療では、サービスのデザインや価格設定が自由で、意識した集客にも対応する必要があることから、他施設との競争を意識した経営を迫られる。このように、保険外診療や附帯業務では、企業ビジネスに類似した競争的経営環境の中で勝ち残りを果し、成功を呼び込むための戦略的事業計画が求められる。

2 戦略的思考

　戦略計画は、文字どおり、戦略的思考に基づく事業計画の立案と言い換えることができる。戦略的思考とは、戸部良一らが著書である『失敗の本質』（中公文庫）に著した定義を引用すると、「経営環境に、いかなる脅威が存在するのか」や「ライバルの医療機関および自己の強みと弱み」を分析し、対処に必要な資源や人材を準備・蓄積、そして最も優位な形での展開を考えること」と解される。この思考に基づき描かれたものが戦略計画である。

3 戦略的事業計画の構成

　戦略志向に基づく戦略的事業計画は、①現状分析、②戦略策定、③実行計画策定の3つのステップから構成される（表2-1）。現状分析は、社会経済、人口動態や技術動向などの「外部環境分析」、財務や組織状況の強みや弱みなどの「内部環境分析」、理念や経営方針などの「戦略方針決定」の3つのモジュールからなる。「外部環境分析」ではSTEP分析が、「内部環境分析」ではSWOT分析が一般的に広く用いられている手法として知られている。そして、戦略策定は、①戦略方針決定、②適応型戦略、③市場参入戦略、④競争戦略の4つのモジュールから、実行計画策定は、①サービス提供戦略、②支援計画、③行動計画の3つのモジュールから構成される。

　なお、経営戦略については、一度策定したら二度とは変更はしないという保守的な捉え

方から、むしろ現在では、経営状況に応じて不都合な点は柔軟に随時変更し、改正していくというプロセス型戦略という捉え方が主流となっている。さらに、戦略実行には、経営者や管理者のリーダーシップが重要な必須要素となっていることも忘れてはならない点である。

表2-1　戦略的事業計画の構成要素

- **現状分析**（外部環境分析、内部環境分析、戦略方針分析）
- **戦略策定**（戦略方針決定、適応型戦略、市場参入戦略、競争戦略）
- **実行計画策定**（サービス提供戦略、支援計画、行動計画）

4　現状分析

　現状分析の目的は、事業戦略の策定に際し、まず医療サービス市場における自らの医療機関の位置づけを知ることにある。具体的には、①医療機関外における課題と変化を分類整理する、②医療機関に影響する重要な課題と変化を分析し、これらを早期に捉える、③医療機関に対して重要なインパクトを与え得る課題と変化の将来予測、④医療機関のミッション、ビジョン、バリュー、ゴール、戦略を構築するための体系的な情報提供が主な役割である。現状分析は、一般に外部環境分析、内部環境分析の2つの視座からの分析で構成される。今後の事業展開を考える上での機会と脅威を把握する外部環境分析と自らの医療機関の強みと弱みを把握する内部環境分析の結果を踏まえて、自らの医療機関の経営の方向性を決定づけるものであるミッション（事業理念）を再構築していく。ミッションは事業戦略立案の基盤ともなるもので、その設定は重要である。

7 医療法人における戦略的事業計画の立案の手法(1)

1 現状分析の内容

(1) 外部環境分析

　社会経済・人口の変化、医療改革や薬事改革(医事・薬事関連法制の改正)の動向、医療技術の進歩、他の医療機関との競争環境の変化(競争状況分析)などを分析する。競争状況の分析においては、サービスの範囲を明確に定め、立地条件(患者宅から所要時間、交通の便、駐車場の利用しやすさや、地域住民の道程)、利便性(診療内容、診療時間帯、信頼／安全性、診療待ち時間、診療予約の方法)、地域住民の医療サービスに対する評判や満足度を分析。次いで、競合医療機関の把握と競合医療機関に係る情報収集を行い、競合状況を分析。これらの分析結果を総合的に解析し、今後の事業展開を考える上での機会と脅威を把握する。

(2) 内部環境分析

　自らの医療機関の強みと弱みを把握するために、行う分析である。具体的な分析項目として、貸借対照表に基づく財務安全性や収益性(医療材料や医薬品の購買状況も含め)を分析する「財務分析」、来院者数、診療時間、在院期間、患者満足度など医療サービスを質の面も含め分析する「事業分析」、組織運営体制や組織文化を分析する「組織分析」、法律・規則の遵守や医療過誤対応等の「コンプライアンス体制の評価」、医療情報システムの整備状況を精査する「情報システム分析」、蓄積している医療技術の水準を分析する「医療技術評価」、臨床研修体制および臨床研究活動や学会参加状況などの「教育研究状況分析」などがある。

　なお、組織文化の分析法には、①Competing Values Framework、②The Organizational Culture Inventory、③Harrison's Organization Ideology Questionnaire、④The Hospital Culture Questionnaire、⑤The Nursing Unit Culture Assessment Toolなどといった医療分野で実績がある手法も存在する。こういった手法を活用し、組織文化を客観的に把握する。

2 戦略策定

(1) 方面戦略 (ミッション〈使命〉など事業方針の決定)

　このプロセスは、現状分析結果に基づき、自らの事業の抱える課題を抽出し、事業目標を設定するという計画策定工程で、将来事業の方向を決定するプロセスである。具体的には、事業目標とする、ミッション、ビジョン、バリュー（価値観）、ゴール（最終到達点）を設定することが、方面戦略のプロセスである。

　いずれのプロセスも、当該医療機関の将来を左右する事業の方向性を決定するという点で、非常に重要な工程である。ミッションとは、当該医療機関の事業目的や存在意義、ビジョンは経営者、医師、スタッフ、患者および他の利害関係者が将来に期待する当該医療機関の精神的イメージ像、バリューは当該医療機関の役職員により敬愛され共有されている行動の基準、ゴールは文字どおり当該医療機関が目指す最終到達像である。

　一般的には、将来事業戦略の方向を決定する起点となるミッションは、ブレインストーミング等により設定される。ブレインストーミングは、まずミッションの元となるキーワードを抽出するという工程から始まる。抽出されたキーワードについて、どのような組織を期待するのか、どこに開設するのか、どのようにして計画を成し遂げるか、何を得意とするべきか等を自問自答し、キーワードとして明確な言葉を絞り込んでいく。

　次には、明確化されたキーワードを再度確認し、短文化してミッションとして適切かどうかを検証する。繰り返しの検証作業を終えてはじめて、ミッションとして最終的に設定することができるのである。その後も、決定したミッションに対して適宜、継続的な改訂の機会を加えて、実態との乖離を是正していき、確固たるミッション・ステートメントとして成熟させていく。ミッション・ステートメントでは当該事業の独自性を強調すべきで、顧客や市場の定義、提供されるサービス、対象地域、組織哲学、組織の望ましい社会的メージを構成要素として盛り込むことが求められる。

8 医療法人における戦略的事業計画の立案の手法(2)

1 適応型戦略

　適応型戦略には、①拡大戦略、②縮小戦略、③維持戦略の3つの戦略がある。戦略指針と組織の現状に応じて、3つの中から経営環境に対して最適な戦略を選択する。

　戦略的事業計画の立案というと、事業の成長戦略の創出と思い込みがちである。しかしながら、状況によっては縮小戦略や維持戦略といった成長とは逆向きの戦略が適当である場合もある。時には、医療機関をできる限り永きにわたり存続させるためには、後ろ向きとはいえ、守りの戦略が必要となる点にも留意しなければならない。

(1) 拡大戦略

　拡大戦略は、文字どおり事業拡大戦略で、具体的戦略として、①多角化戦略(Diversification)、②垂直統合戦略(Vertical Integration)、③市場開発戦略(Market Development)、④サービス／製品開発戦略(Product Development)、⑤浸透戦略(Penetration)がある。

①多角化戦略

　これまで手がけていなかった異なるカテゴリーの事業分野への進出を図り、事業の拡大を目指す戦略である。既存事業に関連する領域を手がける場合(集中的多角化)、とまったく関連のない分野を手がける場合(複合的多角化)に二別できる。

　例えば病院を例にとると、前者には、病院が介護療養型施設など介護福祉系事業を手がける場合が、後者には病院が高齢者向け賃貸住宅や有料老人ホームの経営を手がける場合などが該当する。当然、後者のほうが、事業リスクは高くなる。

②垂直統合戦略

　製品流通チャネルやサービスチャネルに沿って、事業を拡大していく戦略である。事業拡大の方向により、より供給者(川上側)にいく上流戦略(アップストリーム)戦略と患者や消費者方向(川下側)を目指す下流(ダウンストリーム)戦略がある。

　例えば、前者には、医師の臨床研修に注力する、強みを持つ専門分野で臨床研究・治験に取り組む、後者には、急性期病院がサテライトクリニックを開設するなどが該当する。

③市場開発戦略

新市場開拓を目指す戦略で、特定地域に特化した地域開発戦略とセグメント別開発戦略の2つがある。

例えば、前者には都市部で美容外科クリニックを展開し市場を開拓する、後者には病院に母子健康センターを開設し、母親と小児に特化した総合医療の市場を開発するといった事例が該当する。

④サービス／製品開発戦略

医療機関では、該当する例は少ないと思われるが、具体的には、在宅がん治療といった新サービスや新タイプの生活習慣病食の開発や家庭用検査機器の開発などが該当しよう。

⑤浸透戦略

既存事業をさらに深堀し拡大に結びつけるための戦略。宣伝活動などのプロモーション、待ち時間の短縮などサービス提供モデルの改善、料金の値下げなど、種々の戦略が含まれる。

(2) 縮小戦略

縮小戦略としては、①事業分離戦略(Divestiture)、②清算戦略(Liquidation)、③収穫戦略(Harvesting)、④削減戦略(Retrenchment)がある。

文字通り縮小戦略は事業の規模や内容を小型化していく戦略で、事業対象の市場が縮小していく、あるいは縮小していくことが予想される、または競争の激化などにより収益性の低下が見込まれるケースに選択される戦略である。

①事業分離戦略

具体的には当該事業の売却あるいはアウトーソーシングを実行する。院内薬局を廃止し院外処方箋を発行して、医薬分業を図るなどのケースがある。

②清算戦略

必要性の乏しくなった機器や設備を売却するといった戦略。稼働率が低い画像診断機器を売却するといったケースである。

③収穫戦略

長期的にみて市場の縮小や収益性の低下が予想される場合に選択する戦略である。収益性が低下する以前に、短期でできるだけ収益を確保する努力を行う。

④削減戦略

収益性の低下や経費の増加に対応した戦略である。経費削減に向けた合理化策が中心となる。当該事業に対応する人員の削減などが本戦略に該当する。

(3) 維持戦略

維持戦略としては、①向上戦略(Enhancement)、および②現状維持戦略(Status Quo 戦略)がある。具体的には、成熟した市場でのコストの見直しやサービスの質の向上する

活動など日常的な改善活動等が該当する。

①向上戦略

　事業運営や医療サービスを改善させることに注力する戦略。サービスの質や患者満足度を高まるための医療機関のスタッフによる小集団活動（QC）は、これに該当する。

②現状維持戦略

　市場が成熟し、高成長が期待できない場合に選択する戦略。競合企業の参入を阻み、当然獲得可能なシェアを確保する。いわゆる守りに徹する戦略である。

⑨ 医療法人における戦略的事業計画の立案の手法（3）

1　市場参入戦略

　この戦略は、文字どおり新規な市場に参入することで事業拡大を目指す積極的な戦略である。まさに、保険診療主体の医療機関が新たに保険外診療も手がけるといったケースがこれに該当する。病院が新たに人間ドックを中心とした会員制の予防医療倶楽部を開設するなども新規参入の事例である。しかし、事業経験の乏しい新規分野で成功を納めることは容易でない。したがって、産業界で用いられている市場参入戦略の一般的手法としては、買収戦略（買収、ライセンシング、ベンチャーキャピタル投資）、協業戦略（合併、アライアンス〈提携〉、ジョイントベンチャー〈JV〉）、事業開発戦略（独自開発、組織内ベンチャー）がある。日本の医療機関は株式会社といった営利法人による運営は医療法上、原則として認められていないので、市場参入戦略としては、他の医療法人や事業部門の買収や合併（M＆A）や独力による事業開発など選択肢は限られてこよう。また、メディカル・サービス法人（MS法人）を活用すれば、組織内ベンチャーという医療界ではまだ斬新な手法を用いて、新しい保険外診療や附帯業務への参入も可能であろう。例えば、MS法人の定款に生活習慣病予防コンサルティングサービスを加え、特定保健指導業務を健康保険組合から受託するなどといったケースがこれに該当しよう。

2　競争戦略

　どのように勝ち残りをかけて、事業拡大に取り組むかという競争の仕方が競争戦略である。どのような方針あるいは姿勢で、競争に挑むかにより、①安定した事業を最も大事する姿勢を採る防衛（ディフェンダー）型競争戦略、②新市場に興味を持ち常に機会を狙う探索（プロスペクター）型競争戦略、③防衛型と探索型の中間で両方の均衡を保つ姿勢である分析（アナライザー）型戦略、④計画を持たないその場対応姿勢の反応（リアクター）型戦略の4つに区別される。また、いうまでもないが、1つの案件に対して適用する事業戦略手法は必ず1つに限定しなければならないという決まりはない。事業目標達成時期や事業拡大の規模に応じて、適切とあれば複数の戦略手法を組み合わせた事業戦略を最適解としてもなんら問題はない。

3 実行計画策定

(1) サービス提供戦略

　実行計画は、ミッション、ビジョン、バリューやゴール等を忠実に事業運営の実践に反映させるために、策定した戦略を診療サービス等として実際に具現化し、どのように実施していくかを定める計画である。一般的に、①サービス提供戦略、②支援戦略、③行動計画の3つから構成される。

　まず、サービス提供戦略であるが、これは現状分析や戦略策定のプロセスを経て、立案された事業戦略に基づき、どのようなサービスを実際に実施していくかという具体化戦略である。事業の付加価値を高めていくための具体策や配慮なども盛り込んでいく。サービスの提供を時系列的に分割して、①サービス提供の前段階、②患者・消費者へのサービスの実施、③サービスの提供の後段階の3つに区分して、サービス提供戦略を考える。

　各段階での中心となる活動は、①サービス提供の前段階では、マーケティングとそのための調査、②患者・消費者への医療サービスの実施の段階では、言うまでもなく、患者の期待する、あるいは満足する質の診療の実行、③医療サービスの提供の後の段階では、患者のフォローアップである。診療に対する満足度調査も含めて実行すると患者に不自然さを与えず有効性が高まる。患者の固定化や再来患者を増す上では重要な活動である。

10 医療法人における戦略的事業計画の立案の手法（4）

1　サービス提供

(1) サービス提供の前段階

　この段階では、マーケティングおよびマーケティング調査が活動の中心となる。マーケティング調査により患者などの利用者需要を把握し、対象とする患者や住民、施設立地や施設デザイン、医師・看護師や他の医療職の配置、診療内容や検査方法など事業の詳細を定めていく。特に、医療者側の考える患者ニーズと実際の患者ニーズの間には往々にして乖離が生じている場合もあり得るので、患者側ニーズを潜在的ニーズも含めできるだけ正確かつ十分に把握し得るように留意する必要がある。マーケティング調査に基づくサービス形態の設計が完了したのちは、対象来院者の誘引に向けた、広告宣伝、見学会や地域医療セミナーなどのイベント等のマーケティング活動の詳細を定める。最近では、新聞・テレビなどマスコミに対する広報活動といった従来型媒体を対象にしたものに加え、フリーペーパー、およびウェブサイト、ブログ、ソーシャル・ネットワーキングサービス等のデジタル・マーケティング手法の活用も計画することも有用であろう。

　なお、医療におけるマーケティングを考える上では、①医療ニーズはいつ発生するかは不確実で容易に予測できない、②医療では診断に基づき患者ごとに組み立てられたサービスが提供される、③医薬品や医療用具あるいは処置の利用などを決定するのは実際の消費者である患者ではなく医師など医療者である、④医療費（自己負担分を除く）は患者でなく保険者が支払うなど、医療サービスには一般サービスと異なる特性がある点には注意しておく必要があるが、逆に保険外診療や附帯業務のマーケティングではこれらに拘る必要はない。一般ビジネスと同等に扱えばよいケースは多い。

(2) サービスの実施

　診療においては、患者の期待する、あるいは満足する質の診療を行うことが活動の中心となる。同時に、来院者のさらなる増加を意図したマーケティング活動も含める。

(3) サービスの提供後の段階

　診療やサービスが完了したとしても、ニーズへの対応が完結したわけではない。手術後の経過把握、自宅療養時の相談事への対応など帰宅後のフォローも重要である。具体的なサービス提供後の患者支援活動を定める。また、診療事後は、診療に対する満足度調査などは、再来者やかかりつけ患者の増加に向けたマーケティング活動として、特に重要である。

2　支援計画

　支援計画は、ミッション、ビジョン、バリューやゴールに沿って策定された診療や事業の実行を支援するための、①組織文化創造、②組織体制構築、③資源(資金、人材、情報システム、技術)の準備・調達に係る計画から構成される。

(1) 組織文化創造計画

　組織文化を変容させるための方策を練る。保険外診療の導入では、ビジネスカルチャーの移植が重要である。組織は組織ごとに雰囲気として認知される独自の特性を持つ。これが組織風土であり、これが組織内で継承されることにより固定化し、組織構成者の判断や行動を規制するようになったものが、組織文化である。組織文化は、事業計画の実行の成否を左右する重要な要素であり、医療機関のような非営利事業組織では戦略的事業計画を実施するに際しては、組織文化の改革を同時に要する場合も少なくない。組織文化転換計画の策定には、まず組織文化を診断しなければならない。診断法としては、質問票を用いた組織文化評価法として種々のタイプの方法が開発されている。比較的有名な手法に、組織を同族型、階層型、アドホクラシー型(遊撃機動型)、市場型に分類するCVF (Competing Values Framework)法がある。

(2) 組織構築計画

　戦略的事業計画を成功裡に進めるには、組織の形態も支援要素として重要である。機能別組織と事業部制組織(製品別組織)、あるいは両者を合わせたようなマトリックス組織などがよく知られている。戦略的事業計画に沿った組織形態を設計し、構築計画として盛り込む。

11 医療法人における戦略的事業計画の立案の手法（5）

1　資源調達計画

　戦略的事業計画の実行には、いわゆる経営の3要素である「ヒト・モノ・カネ」が必要である。資金調達計画、人材の採用や教育研修に係る計画、医療技術の進歩に対応した最新の施設や先端医療機器の整備・導入計画を策定する。さらに、経営インフラとして情報システムの整備も欠くことができない。支援計画には3要素に加え、情報システム化計画の策定も忘れてはならない。また、目先の過剰投資を避けるために、新技術や高額機器の導入に際しては費用対効果を考慮した計画策定となるように十分に留意する必要がある。

　最後に、策定した支援計画は、表2-2に示した視点から、適切性を再確認する。

表2-2　支援計画のチェックポイント

○戦略の全体構成に照らして、組織文化は適当か。
○サービス提供形態は組織のバリューを反映しているか。
○行動規範や経営プロセスは戦略上適切か。
○組織体制は戦略実行を促進する形態であるか。
○事業運営の定型化と柔軟性のバランスは取れているか。
○戦略実行において、資金、人材や技術は十分か。
○経営陣の資質には問題はないか。
○情報システムは戦略実行に役立つものであるか。
○施設や機器は、適切に更新され、戦略実行上、必要なスペックを備えているか。

出所：Linda E.Swayne et al.Strategic Management of Health Care Organizations, Fifth Edition.Malden;Blackwell Publishing.2006.

2　実行計画策定

(1) 行動計画（アクション・プラン）

　実行計画の最後のモジュールである行動計画とは、策定された戦略的事業計画に基づきどのように各部門組織が行動すべきか、という詳細計画を定めたものである。段階ごとの

計画実行のスケジュール、資金調達額や支払経費、必要な人員数とその役務、施設の詳細デザインや施工スケジュールなど、より具体的な内容を細かく定めた計画である。事業計画を戦略とすると、行動計画は戦術に該当する部分となる。企業経営においては、ビジネスプランとも称される計画である。

　また、行動計画は事業計画が対象とする組織よりも下部組織の動き方について定めた計画である。組織全体におけるマクロな基本計画（マスタープラン）が事業計画であり、行動計画は、各事業部門の計画である。事業計画が各部門を対象としている場合には、行動計画は各部課を対象とした計画が行動計画となる。

　例えば、内科での糖尿病治療で地域の定評を得ている中堅病院がより規模の大きな大学病院や自治体病院との競争に勝ち残るために、ミッションに「保険外診療や附帯業務も積極的に手がける糖尿病治療に特化した総合病院」を設定し、事業計画の中で、糖尿病健診センター、メディカル・フィットネスクラブ、糖尿病患者向け中食の開発と販売、糖尿病性足病相談センターの新設を掲げたとする。行動計画では、各事業の展開に向けた詳細計画が実行計画となる。施設の詳細デザイン、設置スケジュール、専門医の採用と看護師や運動療法指導士などスタッフのトレーニング、資金計画、PRやイベントなど来院者誘引に向けたマーケティングの内容と実施スケジュール、診療支援情報システムの設計、構築スケジュール、資金計画など、各センター開設までの詳細な計画を各科ごとに、実行計画として定める。

　さらに、実行計画の円滑な実施において、忘れてはならないことがある。これは、対象部門の関係者全員における事業計画の理念も含めた実行計画の理解と共有である。病院の経営陣の定めた事業計画に基づく実行計画だとしても、いきなりトップダウンで指示を下したのでは、当事者である各診療科の医師や看護師をはじめ、医療の最前線で昼夜を問わず患者と向き合うフロントラインのスタッフの反発を招きかねない。スタッフの理解が得られず、計画が立ち行かなくなった、頓挫したといった例は少なくない。事業計画を実施しようとする経営陣は、実施予定の計画についてスタッフと十分なコミュニケーションを取ることのできる体制を講ずる必要がある。

12 医療法人における戦略的事業計画の立案の手法(6)

　実際、実行計画の遂行には、計画実行の推進者となるリーダーの養成が重要である。戦略的事業計画の具現化には、経営陣および部門リーダーにはそれなりのリーダーシップスキルが求められる。人が事業計画や実行計画に基づき、正しく行動しなければ、計画は実現できない。多人数かつ多種の専門スタッフから構成される事業部門あるいは医療機関では、特に個々の人の力を組織力に結束させるスキルを有するリーダーシップのあるリーダーが事業計画の成否を最終的に左右する要である。したがって、診療科医長や看護主任等の中堅管理者層でのリーダーシップ力の養成は、医療機関経営にとって重要課題の1つである。

1　戦略的事業計画のまとめと計画書の作成

　これまで、解説してきた戦略的事業計画の策定の方法を再度要約すると、戦略的事業計画策定のプロセスは、現状分析、戦略策定、実行計画の3つの部分から構成される。さらに、現状分析は、外部と内部の環境分析、戦略は理念・方針・目標、適合型戦略、市場参入戦略、競争戦略などから適宜、構成される。次いで、戦略実行のための支援計画であるサービス提供戦略、支援戦略、実行計画を策定するという手順を経て、計画はできあがる。この計画を文書にまとめたものが計画書である。一般的な計画書の体裁は**表2-3**のとおりである。読み手の便宜を図るため、冒頭には事業計画の要約(エグゼクティブ・サマリー)を記述する。戦略や実行計画で、事業が複数のプロジェクトにわたる場合では、プロジェクトごとに、建築計画、人材計画、資金計画が記述されるケースもある。この種のケースでは、建築、人材、資金に係るスケジュールを計画全体として捉える必要も生じるので、総括表を作成しておくと便利であろう。

表2-3　事業計画書の体裁(例)

Ⅰ要約
Ⅱ現状分析
　1.外部分析(社会経済、人口、制度、技術動向等)
　2.内部分析(財務状況、組織体制、強み・弱み)
Ⅲ戦略計画
　1.理念・方針・目標
　　(ミッション、ビジョン、バリュー、ゴール)
　2.適応型戦略
　3.市場参入戦略
　4.競争戦略
Ⅳ実行計画
　1.サービス提供戦略(マーケティング戦略)
　2.支援戦略(資金、人材、技術、情報)
　3.行動計画(アクション・プラン)
Ⅴ総括計画表
　総括建築計画表
　総括人材計画表
　総括資金計画表

13 保険外診療のマーケティング（1）

1　保険外診療におけるマーケティング・ミックス

　一般にマーケティングは、品物（Products・サービスも含む）、価格（Price）、立地（Place）、宣伝活動（Promotion）の、4つのPと称されるマーケティング・ミックスから構成される。保険外診療のマーケティングでも、これらの4つのPの特性を定義づけて、マーケティングモデルを練り上げていくわけである。なお、マーケティングは事業計画上の実行計画におけるサービス提供戦略の詳細を構成するものである（図2-6）。

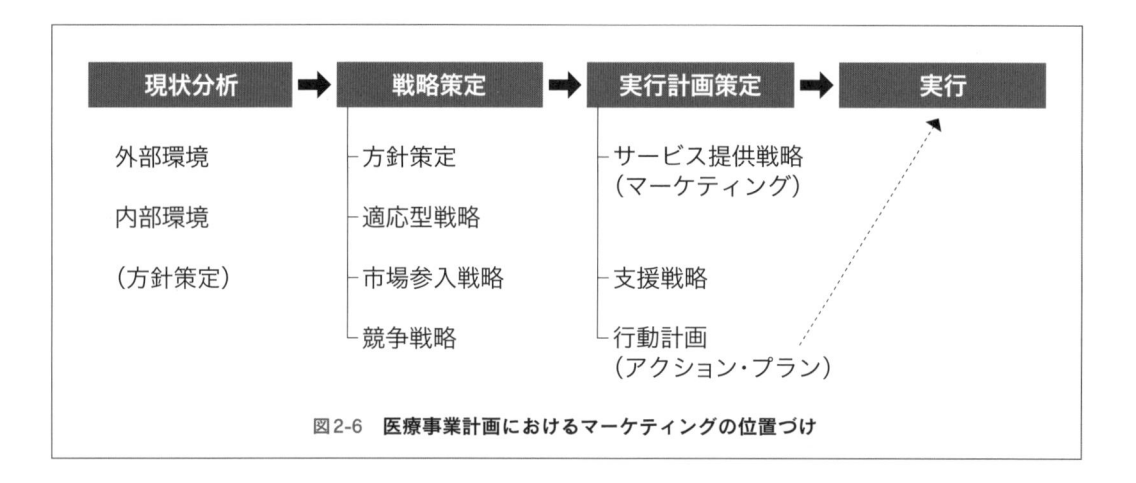

```
現状分析　→　戦略策定　→　実行計画策定　→　実行

外部環境　　　方針策定　　　サービス提供戦略
　　　　　　　　　　　　　　（マーケティング）
内部環境　　　適応型戦略
　　　　　　　　　　　　　　支援戦略
（方針策定）　市場参入戦略
　　　　　　　　　　　　　　行動計画
　　　　　　　競争戦略　　　（アクション・プラン）
```

図2-6　医療事業計画におけるマーケティングの位置づけ

2　継続が原則のマーケティング活動

　通常のマーケティング活動は、データ収集、市場環境の把握、マーケティングモデルの想定、マーケティング調査、マーケティング戦略立案、マーケティング戦略の実行、マーケティング戦略の評価（見直し）というステップを踏みながら進行していく。さらに、一定期間経過後に再び戦略を見直し、立案するというサイクル（PDCA〈Plan・Do・Check・Action〉サイクル）を繰り返し、ブラッシュアップしていく。つまり、マーケティングは継続的活動なのである。

14 保険外診療のマーケティング(2)

1 マーケティング戦略の立案とそのツール

マーケティング戦略立案の代表的手法には、スウォット(SWOT)分析やファイブ・フォース(Five Force)分析がある。

(1) SWOT分析

当該事業の内部特性(内部環境)におけるビジネス上の強みと弱み、および当該医療機関ないし事業の置かれた業界環境(外部環境)での機会と脅威を分析し、戦略を導く手法である。まず、内部環境、つまり財務、人材・組織、営業体制、立地や設備など内部項目について、強みと弱みを列挙する。一方で、社会経済環境、技術革新、法律・制度、競合医療機関の状況などの脅威を、また機会という視点で、①既存事業集中、②関連分野進出による事業拡大、③新規分野進出による事業拡大、④既存事業の再編の4つのカテゴリーで事業機会を分析する。これらの結果をマトリックス表上に表し、戦略の方向性を可視化する。これがSWOT分析である(図2-7)。

	内部環境	外部環境	
財務 サービス 人材 組織文化 営業状況 立地 など	強み (Strengths)	機会 (Opportunities)	既存集中 (Intensive) 関連分野拡大 (Integrative) 新規分野拡大 (Diversification) 既存分野再編 (Downsizing)
	弱み (Weaknesses)	脅威 (Threats)	社会経済 制度 技術革新 競合企業 など

図2-7 SWOT分析

(2) ファイブ・フォース分析

　ファイブ・フォース分析とは、マイケル・E・ポーター教授（ハーバード大学）が開発した手法として広く知られている業界分析法である。個別の事業や医療機関の分析には限界があるが、SWOT分析を補完する手法として用いられる。保険外診療に当てはめて具体例を示すと、①当該保険外診療を行う医療機関同士の敵対（ライバル）関係の状況、②当該保険外診療への新規医療機関の参入の脅威度、③当該保険外診療における代替サービスや手法の出現の脅威度、④当該保険外診療における患者や保険者の交渉力の強度、⑤当該保険外診療における医療機関の交渉力の強度、という5つの視点で、保険外診療の市場としての魅力を分析する手法である。

　例えば、競争関係にある医療機関が少ないだけでなく、実施している医療技術が高度なため、新規参入する医療機関もまれで、かつ代替的な治療法の開発も困難で、加えて治療を望む患者数に比べて医療機関が対応できる患者数に限りがあるため供給者の交渉力が強いという場合には、すでに参入している医療機関にとって非常に魅力的な保険外診療の市場ということとなろう。

　欧米でトレーニングを積んだ専門医しか行えない最新医療技術を用いる保険外診療などはこの条件に該当するだろう。さらに、医療業界は、医師法や医療法、あるいは医薬品や医療機器をはじめとする医療技術面においては薬事法というように、法律や規則、あるいはその改正や改革の動向の影響を強く受ける業界である。保険外診療とて例外ではない。医療は政府施策や法規制の力を強く受けるので、Philip Kotlerらの著した『Strategic Marketing for Health Care and Organization』(2008年)では、医事法制の分析を加えた、「政府・当該行政機関や法規制の影響力」を加えたシックス・フォース分析について言及している。保険外診療として実施されている医療技術の保険適用や混合診療の解禁といった規制緩和や政策転換は、当然、保険外診療における大きなビジネスインパクトである。

2 マーケティング計画書の構成

　これまで解説してきたような過程を辿って練り上げられたマーケティング戦略を、組織として体系的かつ計画的に実行するには、文書として成文化が必要である。

　一般的に、マーケティング戦略計画書の体裁としては、要約、目次、業界環境分析（市場規模、収益性、成長性、競合状況、法・制度改革等）、機会と課題の分析（SWOT分析やシックス・フォース分析）、目標（収支、行動、売上高、占有率、収支や人材）、マーケティング戦略（対象、4つのP、ポジショニング、ブランド構築、顧客戦略）、実施計画、収支予測、実行管理体制（スケジュール管理）などから構成されるのが一般的である。いうまでもないが、内容には患者志向と目標を意識的に強調し、理論的かつ現実的で平易で簡潔

な記述に工夫が必要であろう（表2-4）。

表2-4　マーケティング計画書

> マーケティング計画は顧客・競争者志向、理論的・現実的
> 各項目の概要
> ●要約・目次……経営者を想定。目標、提案、目次構成に言及
> ●環境分析……販売、経費、収益、市場、競合等、経営に関連する要素を分析
> ●機会と課題の分析……SWOT分析
> ●目標……収支・行動目標。売上、シェア、収益、人材
> ●マーケティング戦略……対象、競争位置、販売、財務、人材。ブランド構築、顧客戦略
> ●実行計画……なにを、いつ、だれに、どのように。進行状況を評価
> ●収支予測……実行計画における収支計画
> ●実行管理……モニタリングと計画の調整

15 保険外診療のマーケティング（3）

1　医療マーケティングにおける新しいトレンド

　時代は目まぐるしく変化している。比較的保守的とされる医療業界もその例外ではない。医療界においても新たな医療マーケティングモデルの構築の契機となるトレンドが見受けられ始めている。2008年に出版されたRichard K.Thomas氏の執筆による『Health Services Marketing, A Practitioner's Guide』では、新トレンドとして、①マス・マーケティングからターゲティング・マーケティングへの変化、②イメージ・マーケティングからサービス・マーケティングへの変化、③長期にわたる患者－医師関係の構築の重要性、④マーケットの情報収集分析の重視、⑤医療技術のハイテク化を挙げている。これら5つの事項は、日本で保険外診療のマーケティングを考える上で、重要な事項を示唆している。

（1）マス・マーケティングからターゲティング・マーケティングへの変化

　保険外診療に対するニーズを持つ消費者や患者は個々に異なるニーズを持つことが明らかになると、マス・マーケティングの効果に疑問が生じてきた。このため、個々の共通の医療ニーズを持つ患者や消費者を小グループ化し、その個々のグループに対して、適したマーケティング活動を行うというターゲティング・マーケティングを保険外診療のマーケティングにおいても浸透させる必要が出てきた。

（2）イメージ・マーケティングからサービス・マーケティングへの変化

　これまで、医療機関は、当初、地域社会や一般市民におけるイメージアップや知名度の向上がマーケティングの重要要素として解して、医療技術の優れている点や、地域および人々に対する高い貢献度や献身的精神を積極的アピールするような活動を行い、イメージづくりに努力してきた。だが、患者や利用者が提供される医療サービスそのもの、つまり医療サービス自体の内容や質を一層問うようになってきた。このため、患者群や利用者群に実際のサービスに関する情報を発信・提供するサービス・マーケティングを行う方針に変化してきている。

(3) 長期にわたる患者−医師関係の構築の重要性

通常の医療サービスでは、患者や利用者のリピーター開発に対する意識が低かった。保険外診療では、リピーターの利用者全体に占める比率が高い。患者獲得競争で勝ち残っていくためには、リピーター育成が非常に重要である。したがって、保険外診療においても、ホームドクター的な患者と医師の長期にわたる関係構築は重要である。

(4) マーケットの情報収集分析の重視

従来の医療では、医療を市場として捉えることもなく、ましてや医療市場の情報収集分析など無縁の存在であった。しかし、それではビジネス的側面を有する保険外診療においては成功を勝ち取れない。当該保険外診療に関する市場情報を収集分析することが経営上必要な活動となる。今後、保険外診療への参入者は増してくることが予想される。より詳細な情報収集と高度な分析、さらには予測が非常に重視される時代となっている。

(5) 医療マーケティングのハイテク化

情報コミュニケーション技術（ICT）の進展により、医療マーケティングの実施環境も大きく変貌を遂げている。広告媒体も新聞、雑誌といった紙媒体から、インターネット、携帯端末といった電子媒体が主流になっている。医療マーケティングも、ICTを考慮した新しいマーケティングモデルの構築が必要となっている。

16 保険外診療のマーケティング(4)

1 ICT時代の進展と医療マーケティング

　情報コミュニケーション技術(ICT)社会の進展は、保険外診療も含めた医療におけるマーケティング活動にも大きな変革をもたらしつつあることに注目する必要がある。変革の流れは2つである。

　1つは、デジタルコミュニティーという新たなマーケティングチャネルが誕生してきていることである。注目点は、インターネットを活用して、きめ細かな情報が提供できると同時に個々の患者、利用者の状況に応じた個別化ターゲティング・マーケティングが、容易かつ低コストでできるようになったことであろう。既存の媒体では法規制により、広告活動が制限されている医療業界では、新たなチャンネルが構築されたことで、医療マーケティングの新たな展開が期待できる状況となってきた。

　他方は、患者や消費者の側から見た状況の変化で、得られる医療情報が格段に増加したことである。インターネットなどを通じて、政府、医師、医療機関、医薬品や医療機器メーカーなどが大量の医療情報を発信している。一歩進んだ事例では、米国メイヨークリニックは、米国アップル社のiTunesを介した医療情報の動画配信(ポッドキャスティング)を行っている。また、消費者自身も専門家が購読する世界中の医学専門雑誌のサイトにもパソコンや携帯端末を通じて、いつでもアクセスできるようになっている。半面、患者や利用者は、今度は医療情報が氾濫する中で、情報の選択や評価に悩むようになってしまった。情報の的確な選択や評価には、医学の専門事項について理解・分析できる能力が求められる。患者や消費者が医師並みの情報評価能力を修得せよとは無理難題である。医師や医療機関には、患者や消費者の持つ医療情報を代わって選択・評価するコンサルタントあるいは代理人的機能が求められてくるようになってきた。健康相談のコールサービスや関連サイト、セカンドオピニオンなどの利用が一般してきていることは、このことを物語っていると思われる。

2 インターネットを通じた保険外診療のマーケティング

　インターネットを用いて保険外診療のマーケティングを行うには、医療機関は患者や消

費者が進んでアクセスする魅力的なウェブサイトをつくらなければならない。レイアウト・デザイン、文字情報や画像映像等のコンテンツ構成、カスタマイズ化、サイトのリンク先、双方向の情報のやりとり(コミュニティー構築)などに関心を払う必要がある。また、インターネット・マーケティングでは、コミュニティーでの利用者同士の情報交換、いわゆる口コミが重要となる。実際、米国の調査であるが、医療機関や医師を選択する場合、ランキング情報より友人などからの口コミ情報に頼る傾向が見出されている。したがって、保険外診療のマーケティングにおいてもインターネット・コミュニティーを通じた口コミによるマーケティングが要となろう。口コミ・マーケティングの戦略としては、一般に、①情報交換の促進、②話題の提供、③コミュニティーやキーパーソンの創出、④有力コミュニティーとの連携、⑤伝道者や支援プログラムの創出、⑤利用者に対するヒアリングやフィードバック調査、⑥公正中立で透明性のある情報交換の場の維持、⑦双方向間での情報発信と共有の促進などの手順が採られる。

3　口コミ・マーケティングの種類

　口コミとは、口伝えによる情報伝達手法である。したがって、口コミ・マーケティングは口伝えであることから、本来は情報が伝達される範囲や時間には限界があった。このため、情報の信憑性や誘引力があるものの、マス・マーケティング・ツールとしては限定的であった。ところが、ブログやミクシー、フェイスブック、ツイッターといったSNS・サイトなどのインターネット・コミュニケーション・ネットワーク・ツールの普及で、この限界が取り除かれ、マス・マーケティング・ツールとして一気に開花した。口コミ・マーケティングには、イベントやキャンペーンを通じてブランドに対する大きな話題を創出する「ブズ・マーケティング」、魅惑的で楽しい情報を創造し一気に指数関数的な情報の広がりを目指すバイラル・マーケティング、ブランドに関心を持つ小集団(コミュニティー)を形成し、その活動を促進するコミュニティー・マーケティング、個人の間や地域でマーケティング活動を推進するボランティアを養成する草の根・マーケティング、ブランドを広める中心的リーダーである伝道師(エバンゲリスト)を養成するエバンゲリスト・マーケティングをはじめ、このほかに種まき・マーケティング、インフルエンサー・マーケティング、社会運動マーケティング、話題創造マーケティング、ブランド・ブログ・マーケティング、紹介プログラム・マーケティングといった多様な口コミ・マーケティング手法が知られている。

17 未承認の医薬品や医療機器などの使用

　保険外診療のケースでは、比較的自由に診療内容を構築できるので、国内では未承認の医薬品や医療機器の利用、医薬品の適用外使用といったケースも想定される。しかしながら、利用の仕方や状況次第によっては、薬事・医事関連法規に抵触するケースも生じかねないため、未承認の医薬品や医療機器などの使用は、慎重に検討すべき事項である。

1　医薬品や医療機器の国による承認制度

　医薬品や医療機器を製造販売あるいは営業のために輸入するには、薬事法に基づき厚生労働大臣の承認を得る必要がある。未承認の医薬品や医療機器を用いた診療は、保険外診療として扱われるが、未承認の医薬品や医療機器であっても高度医療に認定されたものに関しては、高度医療評価制度（平成21年3月31日付、医政発第0331021号厚生労働省医政局長通知）により、保険診療との併用が認められている。

2　高度医療評価制度

　医療の高度化や最新医療を安全かつ経済的負担をできるだけ少なく利用したいという患者ニーズなどを踏まえ、一定の要件を満たすものを「高度医療」として認定し、保険診療と併用できることとした。「高度医療」に適合するか否かという適合性の評価・確認については、厚生労働省・高度医療評価会議が行う。このほか、本制度には種々の定めが規定されているが、その一部を下記に掲げた。

（1）高度医療

　高度医療としては、①国内未承認の医薬品や医療機器の使用を伴う医療技術、および②国内承認医薬品や医療機器の適用外使用を伴う医療技術が評価対象となる。

（2）対象となる医療技術

　対象となる医療技術は、国内外の使用実績や文献等の科学的根拠に基づき有効性および安全性の確保が期待できるものである。さらに、当該高度医療の試験計画が倫理やイン

フォームドコンセントなどの要件を満たし、施設ではデータマネジメント体制や多施設共同研究として実施可能なモニタリング体制など臨床データの信頼性を確保することが求められている。

(3) 高度医療の実施する医療機関

高度医療を実施する医療機関は、緊急時の体制、医療安全対策、臨床研究に関する倫理指針への対応、使用医薬品や機器の管理・入手方法などの要件を検討し、高度医療評価会議が、医療技術ごとに定めることとなっている。

(4) 当該医薬品や医療機器

当該医薬品や医療機器は、実施責任医師の指示の下で製造、あるいは実施責任医師の指示による個人輸入により入手することが定められている。

3 国内未承認の医薬品等の個人輸入

高度医療に該当しない未承認の医薬品や医療機器は、海外で承認が得られているとしても、日本での承認が得られているもの以外は販売することができない。このため、国内で未承認の医薬品や医療機器を利用する場合に、個人輸入という手段により海外から入手し、使用されることがある。また、医薬品などの個人輸入は、状況によって健康被害事例を発生し得るリスクを包含するケースが想定されることから、厚生労働省からは、「医薬品の個人輸入について（http://www.mhlw.go.jp/topics/0104/tp0401-1.html）」や、「個人輸入代行業の指導・取締り等について（平成14年8月28日、医薬発第0828014号）」といった通知が発せられている。具体的には、下記の事項については留意しておく必要がある。

①厚生労働省の医薬品等の個人輸入に関するQ＆Aでは、「外国で受けた薬物治療を継続する必要がある場合」や「海外からの旅行者が常備薬として携行する場合」などに配慮して、個人輸入を可能としていると記載されていること。
②原則としては、医薬品を個人輸入する場合には、地方厚生局から薬事法に違反する輸入でないことの証明を受ける必要があること。
③一定の範囲内であれば、特定的に税関限りの確認で通関可能なこと。
④個人輸入した医薬品等の他人への売買や譲渡、または他人分をまとめての輸入は禁じられていること。
⑤自己判断で使用すると重大な健康被害を生じる恐れのある医薬品は数量にかかわらず、医師による処方が確認できないと、一般個人による輸入は認められないこと。
⑥一般の個人が医家向け医療機器の輸入はできないこと。
⑦「日本の薬事法に基づく承認や認証を受けていない医薬品や医療機器の広告や発送は違

法行為で、個人輸入代行業者にはくれぐれも注意」と厚生労働省は記載していること。

また、医薬品や医療機器等の個人輸入に係る危険性と必要性をよく考慮するものとして、①個人輸入された外国製品には薬事法に基づく品質、有効性および安全性に保証がないこと、②不衛生な場所や方法で製造されたかもしれないこと、③虚偽または誇大な効能・効果、安全性を標榜して販売等されている場合があること、④偽造製品かもしれないこと、⑤個人輸入された医薬品等の使用による健康被害事例の報告があること、⑥自己判断で使用して副作用や不具合が起きると、適切な対処が困難な恐れがあるなどといった点が注意喚起されていることに、特に留意する必要がある。

4 国内承認された医療用医薬品の適用外使用

保険診療においては、薬事法による製造販売または輸入の承認を受けた医薬品は、一般に承認された効能と用量に従って利用される。承認された適用範囲以外、未承認の効能を期待しての利用、用量を超えての使用などは、適用外使用に該当する。適用外使用は、医師の処方権や裁量権の範疇との考え方もあるが、厚生労働省からは、「適用外使用に係る医療用医薬品の取扱いについて(平成11年2月1日、研4号・医薬審第104号)」という通知が発せられているので留意する必要がある。

同通知では「これら適用外使用に係る医療用医薬品であって当該適用外使用に十分な科学的根拠のあるものについて、医療の中でより適切に使用されるためには、当該適用外使用に係る効能もしくは効果又は用法もしくは用量(以下「効能又は効果等」という。)について薬事法による製造又は輸入の承認を受けるべきであることなどから、……」とあり、十分な科学的根拠のある適用外使用については、厚生労働省の承認を受けるべきという見解が示されている。

また、「①外国(本邦と同水準にあると認められる承認の制度又はこれに相当する制度を有している国(例えば、米国)をいう。以下同じ。)において、既に当該効能又は効果等により承認され、医療における相当の使用実績があり、その審査当局に対する承認申請に添付されている資料が入手できる場合、②外国において、既に当該効能又は効果等により承認され、医療における相当の使用実績があり、国際的に信頼できる学術雑誌に掲載された科学的根拠となり得る論文又は国際機関で評価された総説がある場合、③公的な研究事業の委託研究等により実施されるなどその実施に係る倫理性、科学性及び信頼性が確認し得る臨床試験の試験成績がある場合」(以上、医薬審第104号通知より抜粋)には、当該資料により適用外使用に関して承認審査が可能な場合もありうるので事前に厚生労働省に相談されたいと記載されている。臨床治験の省略できる可能性に言及している。

未承認の医薬品や医療機器などの使用 ⑰ ／ 保険外診療と附帯業務と民間医療保険 ⑱

18 保険外診療と附帯業務と民間医療保険

1 拡大する民間医療保険市場

　高齢社会の進展により、生命保険の市場もその構成が変化しつつある。生命保険商品の主力商品は、従来型の死亡保険から、第三分野と称される医療保険商品へとシフトが起こっている。人口の少子高齢化に伴い、金額ベースでは死亡保険商品の新規契約高は減少してきている。一方、医療保険商品のシェアが拡大し、生命保険会社の収益を支える主力商品へと成長しつつある（図2-8）。特にがん保険の伸びが目立つ。医療保険分野はどちらかといえば、がん保険分野を中心に、外資系保険企業が先発となって開発した市場とされるが、昨今では国内大手生命保険会社も攻勢を強めている。全般的には現在のところ外資のネット系生命保険会社の躍進が目立っている分野でもある。差額ベッドの普及、公的健康保険における3割自己負担、保険外診療となる先進医療や高度医療の拡大などが追い風になって、医療保険領域は成長分野となっている。例えば、重粒子線による肺がん治療を受けるには、300万円を超える高額の自己負担額を工面しなければならない。このため、保険外診療や保険外併用療法費（先進医療）を補償する自由診療保険が開発され、すでに販

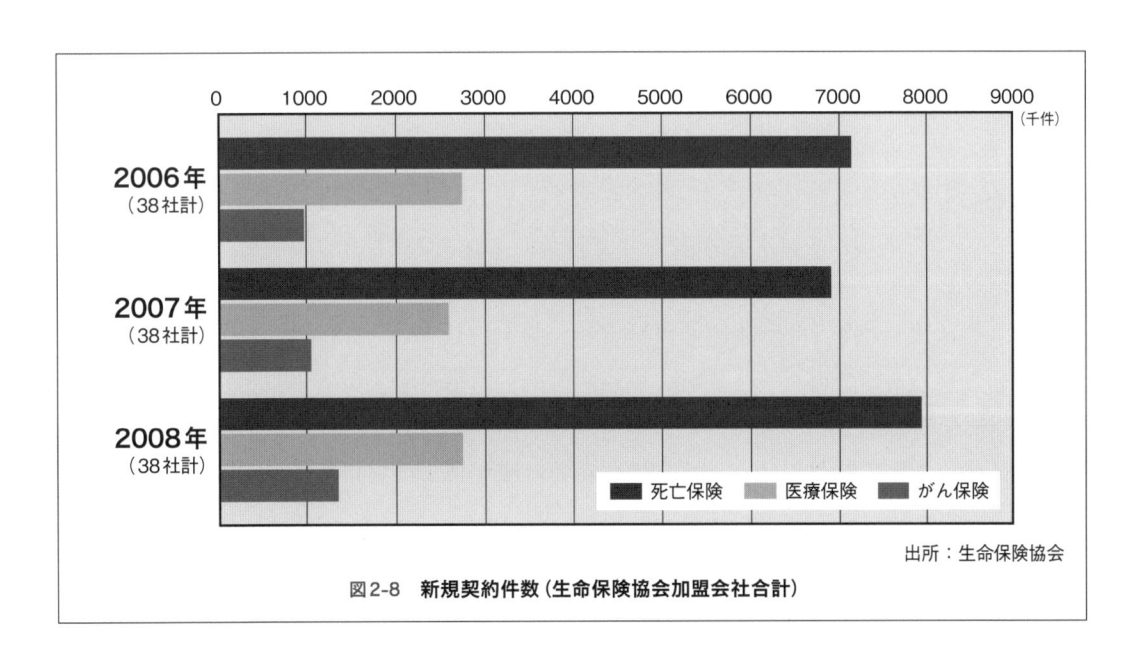

図2-8　新規契約件数（生命保険協会加盟会社合計）

出所：生命保険協会

売されている。

2 先進医療特約の開発

　先進医療の評価療養と選定療養を定めた保険外併用療法制度の発足、保険外診療市場の成長、先進医療技術の進歩と種別の多様化により、がんの治療などをはじめ保険外診療を受ける機会も徐々に身近になりつつある。保険外併用療法に指定されたとしても先進医療部分の診療費は自己負担である。厚生労働省の各旧高度先進医療技術に係る費用の実態調査（平成18年度）によれば、がん関連の先進医療の1件当りの平均治療費は、生体部分肺移植が約319万円、重粒子線治療が311万円、陽子線治療が285万円、脊椎腫瘍に対する腫瘍脊椎骨全摘術が202万円、HLA抗原不一致の血縁ドナーからのCD34陽性造血幹細胞移植が122万円である。このように、先進医療の治療費の自己負担も高額であるため、保険商品の特約（オプション）契約として、がん治療のための先進医療の自己負担部分を補償する先進医療特約の選択可能な保険商品が数多く販売され始めている。

3 自由診療保険の登場

　セコム損害保険株式会社は、公的保険診療や先進医療はもとより、保険外診療費（自由診療費）をも対象として、がんの入院・通院治療費の自己負担部分を実額補償する「自由診療保険」と銘打った新型のがん保険「メディコム」を販売している。また、乳がんを経験した女性の方のみを加入対象として、乳がんの再発・転移または他のがんに罹患された場合においても、「メディコム」同様に入院・通院治療費の自己負担部分を実額補償するタイプのがん保険（「メディコムワン」）も販売している。
　同社のホームページ（http://www.secom-sonpo.co.jp/）によれば、「メディコム」の特長は、①入院治療費を無制限に補償、②通院治療費は5年ごとに1,000万円まで補償、③自由診療にも対応する複数の協定病院を案内、④セカンドオピニオン外来がある医療機関の案内とその外来費用を通院治療費として補償、⑤がん（悪性新生物や上皮内新生物）診断確定時における一時金100万円の給付が掲げられている。
　なお、保険外診療費（自由診療費）の補償においては、入院・通院する医療機関がどこでもよいというわけではなく、同社の協定病院や、厚生労働大臣により指定を受けている「がん診療連携拠点病院」、またはそれに準ずると同社が認めた医療機関において、健康保険等公的医療保険の給付対象とならないがんの診療が含まれていることが条件となっている。

19 先端医療

1 遺伝子診断

　遺伝病、がん、肥満などの罹患リスクを推測できる遺伝子診断法が数多く開発され、実用に供されている。抗体医薬品によるがん治療の場合には、あらかじめがん組織の遺伝子タイプを同定し、抗体医薬品の効果のあるがんであるか否かを判別する遺伝子検査も導入されている。遺伝子検査の進歩は目覚ましいが、倫理的な課題もあり保険適用が進歩に追いついていないのが現状である。多くの遺伝子検査は、保険外診療となっている。

　また、先進医療には、先天性血液凝固異常症、筋強直性ジストロフィー、成長障害、ミトコンドリア病、神経変性疾患、神経芽腫、重症BCG副反応症例、マントル細胞リンパ腫、抗悪性腫瘍剤治療における薬剤耐性遺伝子検査、Q熱診断における血清抗体価測定および病原体、家族性アルツハイマー病、ケラチン病、隆起性皮膚繊維肉腫、先天性銅代謝異常症、色素乾皮症、先天性他界インスリン血症（先天性高インスリン血症）、RET遺伝子診断、網膜芽細胞腫などの遺伝子診断が登録されている。

　科学雑誌「ネイチャー」の論文では、この10年間のゲノム解析技術の進歩は著しく、100万ベースペアの遺伝子配列解析にかかる費用は2000年には1万ドルを要したものが、1ドルで行えるようになってきたと報じている。解析コストの値下がりで、今後、遺伝子検査の普及にいっそうの拍車がかかると思われる。検査の実施は、遺伝子診断受託企業が実施する場合が一般的である。米国企業の日本法人であるジェンザイム・ジャパン社では、遺伝子診断部門を立ち上げ、米国本社で分析する遺伝子診断の受託代理店業務を行っている。遺伝子診断の実施には、十分なインフォームドコンセントや結果に関するカウンセリングが必要となるため、臨床遺伝専門医や遺伝カウンセラーなどの専門スタッフの参画が求められている。京都大学大学院医学研究科と近畿大学大学院総合理工学研究科の共同プログラムでは、遺伝カウンセラー・コーディネータユニットを設置し、専門家の養成に着手している。また、日本人類遺伝学会と日本遺伝カウンセリング学会は共同で、認定遺伝カウンセラー制度を運営している。

　今後の医療のあり方として注目されているテーラーメイド医療を推進するには、遺伝子検査体制の基盤の強化が不可欠である。医薬品の有効性や各種治療法の効果は、個人差がある。テーラーメイド医療はこの個人差に着目した治療法で、あらかじめ検査し把握した

個人の特性を踏まえて、当該個人に最も有効で最適な方法を選択して、診療に当るという医療である。

　薬効や処置に対する反応に関わる個人特性は突き詰めていくと、最終的には遺伝子配列の差異で説明がつくようになってきた。したがって、遺伝子検査の進歩は、テーラーメイド医療の確立に向けての鍵を握るといっても過言ではない。テーラーメイド医療は、有効な患者のみを対象とする診療形態であり、経済効率性の高い医療ともいえよう。

2　遺伝子治療

　遺伝子治療は、細胞内に機能不全を改善する機能を持つ遺伝子を導入することで、疾病の原因となっている細胞の機能不全を解消する遺伝子レベルの治療法である。具体的には、遺伝子の異常により発現不能に陥っている機能タンパクやペプチドなどの情報伝達物質の発現を復活させる遺伝子を導入したり、過剰発現している機能を抑制するために、レセプターに結合する拮抗物質を産生させる遺伝子を導入したりする手法が遺伝子治療に該当する。

　1990年に米国で行われたアデノシンデアミナーゼ欠損症による重度免疫不全患者に対する遺伝子治療が世界初の遺伝子治療である。遺伝子治療の鍵は、いかにして細胞内に遺伝子を導入するか、および導入した遺伝子を正しく発現させるか、である。遺伝子の導入には、ベクターと称される治療目的に遺伝子を組み込んだ"運び屋"が用いられる。ベクターには、一般にレトロウイルス等のウイルスが用いられることが多い。遺伝子治療は、バイオベンチャー企業が研究開発で鎬を削っている分野である。療法の確立にとどまらず、承認医薬品としてのベクターなど遺伝子治療薬の開発に力が注がれている。現在、中国では、がんの遺伝子治療薬が薬事当局から承認を受けて、医科向け医薬品として販売され、臨床現場で用いられている。日本では、遺伝子治療は臨床研究のレベルにあり、大学病院が中核施設となり、海外から導入した遺伝子治療薬の臨床研究が行われている。名古屋大学医学部附属病院には、遺伝子治療のための遺伝子治療薬の調製施設が設けられている。

3　再生医療

　再生医療とは、疾病や外傷により失われた生体機能を、細胞、組織、臓器を人為的に再生させることで、修復させようとする医療である。体細胞に特別な処理を施すことで、あらゆる細胞に分化可能な人工多能性幹細胞の樹立に、京都大学の山中伸弥教授がマウスで成功したことにより、将来性に注目が集まっている最先端医療の1つである。人為的に組織や器官を自由に再生できるようになれば、臓器移植におけるドナー不足に悩むことはなくなる。また、肝臓、腎臓あるいは膵臓が再生可能となれば、肝硬変や肝がん、人工透析

を必要とする慢性腎不全、糖尿病といった患者負担も重い不治の疾患を根本から治療することも夢ではなくなる。再生医療の手法としては、自家あるいは他家の培養細胞組織の移植、胚性幹細胞（ES細胞）由来組織・器官の移植、iPS細胞由来の組織・器官の移植などがある。とはいえ、再生医療関連の技術は、現在は研究の途上にあり、一部で臨床応用が始まったに過ぎない。

再生医療において、わが国で健康保険が適用可能な技術は、ジャパン・ティッシュエンジニアリング社が販売する広範囲で重症な熱傷患者向けの自家培養皮膚のみである。先進医療では、広義に捕らえた再生医療として、骨髄細胞移植による血管新生療法、難治性眼疾患に対する羊膜移植術、自家液体窒素処理骨移植、末梢血幹細胞による血管再生治療、末梢血単核球移植による血管再生治療がある。

保険外診療の分野では、美容外科領域で、自家由来の脂肪幹細胞移植による豊胸やヒップアップの事業化の事例がある。横浜市周辺の先端医療特区において日本で唯一認可された株式会社の診療所であるセルポート・クリニックは、高度美容外科医療として、自己脂肪幹細胞を用いた脂肪注入術による豊胸術や乳房再建術を保険外診療の範疇で実施している。

再生医療では、ヒトへの適用を前提とした高度な細胞・組織培養施設や細胞プロセッシング施設が不可欠である。この事例としては、京都大学医学部附属分子細胞治療センターがある。この施設は、生物由来製品のGMPに配慮した特別な施設である。この種の施設は、細胞加工工場ともいえるもので、大規模かつ高度なバイオ技術を結集した施設で、建設に係る投資額も高額である。再生医療の事業化も、バイオベンチャーも含めたバイオ企業との連携した事業モデルの構築が重要な分野である。

20 先端がん治療（1）

　がん治療の進歩も著しく、先端がん治療におけるドラッグ・ラグやデバイス・ラグ、最新の治療法や検査法に対する健康保険適用の遅れについて、社会的議論があるところである。がんにおける放射線治療や免疫細胞療法においては、一部については保険適用や先進医療の指定がなされつつあるところであるが、かねてから保険外診療のケースが多い領域である。化学療法の分野では、国内承認済み薬剤の保険適用外利用やFDAなどの海外承認済み国内未承認薬剤の利用が保険外診療となる。保険診療と併用可能な保険外診療である先進医療として、抗悪性腫瘍剤感受性検査（SDI法[1]、HDRA法[2]、CD-DST法[3]）、放射線療法の陽子線治療と重粒子線治療が、免疫細胞療法では樹状細胞および腫瘍抗原ペプチドを用いたワクチン療法、自己腫瘍・組織を用いた活性化自己リンパ球移入療法が、実施される医療機関を大学病院や専門機関等に限定したうえで実施されているのみである。

1　放射線療法

　従来のリニアックによる放射線治療の場合には、頭頸部がん、肺がん、乳がん、食道がん、肝がん、胆管がん、泌尿器がん、直腸がん、子宮がん、悪性リンパ腫、骨軟部組織腫瘍、骨転移、脳転移など、ほとんどの悪性腫瘍などに対しては、保険適用されているが、これ以外の場合は、保険外診療か先進医療の扱いとなる。

2　体幹部定位放射線治療

　体幹部の限局した小腫瘍に放射線を短期に集中して照射する放射線療法である。治療器

---

[1] SDI法（succinate dehydrogenase inhibition test）：腫瘍細胞のミトコンドリアのsuccinate dehydrogenase（SD）活性を測定することで、当該腫瘍細胞の薬剤感受性を測定する方法。進行がん腫瘍患者から手術等によって摘出した腫瘍組織、あるいはがん性胸水や腹水から単離した腫瘍細胞を、対象薬剤と2～4日混合培養し、判定する。

[2] HDRA法（Histoculture Drug Response Assey）：SDI法と同様に、腫瘍細胞のミトコンドリアのsuccinate dehydrogenase（SD）活性を測定することで、当該腫瘍細胞の薬剤感受性を測定する方法であるが、培養法が異なる。本法では、進行がん腫瘍患者から手術等によって摘出した腫瘍組織をコラーゲンマトリックス上で、薬剤とともに混合培養する。培養後、コラゲナーゼ処理し、SD活性を測定し、判定する。

[3] CD-DST法（collagen gel droplet embedded drug sensitivity test）：比較的新しく開発された方法である。腫瘍細胞を混ぜたコラーゲン溶液を滴下し、これに薬剤を入れた培養液を重層し、約7日間無血培養する。この方法により、繊維芽細胞の過度な増殖が抑えられ、腫瘍細胞の良好な増殖が可能となる。培養終了後、腫瘍生細胞を染色し、ビデオマイクロスコープと画像解析装置を利用し、残存腫瘍細胞数を数える手法である。
（出所：厚生労働省資料より）

や治療計画の進歩により、主に肺がん、肝臓がんに用いられ、特に早期がんに対して、優れた成績を示している治療法である。従来技術では、呼吸による体の動き等から身体の固定に困難さがあり、病巣周囲の正常組織に障害を与えることなく、治療に十分な放射線を病巣部に集中して照射することが難しかった。

　近年、コンピューター制御技術の進歩と高精度な照射装置の開発により、3次元方向からピンポイントで放射線を病巣にのみ正確に照射できるようになってきた。このため、技術的に治療可能な体幹部の腫瘍の種類が広がってきている放射線治療法である。頭頸部腫瘍、直径5cm以内の転移病巣のない原発性肺がんまたは原発性肝がん、3個以内の他病巣のない転移性肺がん、または転移性肝がんの治療には、保険が適用されるが、このほかのケースの治療は保険外診療となる。放射線治療を実施している医療機関の中には、保険外診療を行っていない機関もあるが、保険外で定位放射線治療を行った場合の費用としては、約150〜200万円との報告があるが、料金は自由設定なので実施機関や症状によって幅があることはいうまでもない。

3　IMRT

　照射野内の放射線の強度を変化させることで、従来法より集中して精密に放射線をがん組織形状に合わせて照射する方法である。がんの位置や照射線量の極めて厳密な管理が必要とされる方法である。保険が適用されるのは、原発性の頭頸部腫瘍、前立腺腫瘍、原発性中枢神経腫瘍のみである。がんと感受性の高い正常組織が複雑に近接する場合等に威力を発揮する。CTと一体化されたIMRT（強度変調放射線治療）[*4]も開発され、トモセラピーと称され、注目を集めている。CTにより、高精度かつ迅速にがんの位置を確定できるという特徴を持ち、正確な放射線治療を可能とする機器である。この機器を用いれば、治療時間が15〜20分と短時間で、副作用も少ないことから、外来治療も可能となる。

＊4　強度変調放射線治療：放射線を小さいビームに分け、各方向からそれぞれの強度を変えることにより、腫瘍の形に沿ってより正確な放射線の照射を行う治療法である。腫瘍の形状に合わせた照射を行うので、正常組織の被ばく線量も少なくすることが可能である。

21 先端がん治療（2）

1 粒子線治療

　粒子線治療は、加速器で光速にまで加速された重粒子や陽子をがんに照射し、治療する手法である。これらの粒子線は、目標とするがん組織に到達した時点で一気にエネルギーを放出するという性格を持つため、他の放射線より周辺の正常組織を傷つけることが少ない治療法である。最近、世の中で「切らずに治す」がん治療法として注目されている。しかしながら、粒子線の発生には、加速器であるシンクロトロンという大規模な施設が必要となる。建設費も100億円前後と高額になるため、粒子線治療施設は限られている。治療費については、重粒子線と陽子線による粒子線治療とも先進医療として登録されている。本治療費自体は自己負担となる。自己負担額は一般的に300万円前後である。自己負担額も高額なため、民間保険会社が先進医療を対象とした医療特約商品を販売している。
　先進医療として実施可能な陽子線治療施設には、国立がんセンター東病院、兵庫県立粒子線医療センター、静岡県立南東北がん陽子線治療センターや筑波大学陽子線医学利用研究センターがある。筑波大学の同センターのホームページ（http://www.pmrc.tsukuba.ac.jp/jisseki.html）によれば、2001（平成13）年9月から2009（平成21）年12月までの間に1,586名の患者に陽子線治療を行っている。肝細胞がんの患者が最も多く3分の1を占めている。次いで上位5位までを挙げると、前立腺がん、肺がん、転移性腫瘍、頭頸部がんという順である。上述の上位5位のがんに加え、食道がん、膀胱がん、脳腫瘍、頭蓋底腫瘍等について治療成績が公表されている。
　先進医療として実施可能な重粒子線治療施設は、独立行政法人放射線医学総合研究所（放医研）、重粒子医科学センター病院と兵庫県立粒子線医療センターである。放医研のホームページでは、治療対象として頭頸部腫瘍、中枢神経腫瘍、頭蓋底・傍頸髄腫瘍、非小細胞肺がん、肝細胞がん、前立腺がん、子宮がん、膵臓がん、骨・軟骨部腫瘍、直腸がん術後再発、脈絡膜悪性黒色腫、食道がん、涙腺がん、大腸がん肝転移などを挙げている。

2 免疫細胞療法

　免疫細胞療法とは、がん細胞を攻撃する作用を有するリンパ球などの免疫細胞を体外に

取り出し、特別な処理を施すことで増殖・活性化し、がん細胞に対する攻撃力を高めて再び体内に戻すというがんの治療法である。体外処理の手法や対象とする免疫細胞などにより種々の手法が開発されている。主な方法として、LAK療法[*1]、NK細胞療法、樹状細胞ワクチン療法[*2]、CTL療法[*3]などが知られているが、いずれも保険外診療として提供されている。副作用がほとんどなく、手術、化学療法、放射線療法とも併用可能なことから、進行がんの治療や手術後の再発予防などを目的に用いられることが多い治療法である。現在も、治療効果の向上を目指して、大学病院などで共同臨床研究が進められている。

また、この療法実施における事業化の特徴としては、大学発医療ベンチャー企業の参画が特筆できる。免疫細胞療法の実施には、免疫細胞の採取、加工、処理など特別な技術、設備、専門スタッフを必要とする。加えて、免疫細胞療法の基盤技術が医学部等の研究室で開発された経緯があるケースが少なくない。このため、大学等からの基盤技術を継承したベンチャー企業が免疫細胞療法の医療機関での実施に向けた支援サービス提供している。実際の治療は医療機関が行い、企業は医療法に抵触しない治療支援を事業化することで、医療機関と企業の明確な住み分けがなされ、適切な共生関係が構築されている。具体的には、株式市場への上場に成功した株式会社メディネットやテラ株式会社をはじめ、数多くのベンチャー企業がこの事業領域に参入している。

免疫細胞療法支援事業は今後の一層の成長が期待される事業であるが、新領域の医療ビジネスであるだけに、将来的な課題もある。例えば、現行法下では、免疫細胞療法の支援事業における、免疫細胞の増殖や活性化など一連の作業は治療を実施する医療機関内で行わなければならない。免疫細胞療法の作業プロセスの一部を外部機関に集約化できれば、経済効率が高まるとともに実施可能な医療機関も増え、免疫細胞療法の普及に一層拍車がかかることも期待される。公明党がん対策推進本部は、2008（平成20）年12月に「免疫細胞療法に対する規制改革」に関して、政府に申し入れを行い、2010（平成22）年5月には、規制改革担当大臣ならびに厚生労働省に対して、「免疫細胞療法に関連した規制改革の進ちょくを求める要望書」を提出している（公明党ホームページより）。

(1) 株式会社メディネット

T細胞を中心とする免疫細胞群を活性化・培養し、体内に戻す活性化自己リンパ球療法と後述する樹状細胞ワクチン療法、および両者を組み合わせた5種類の免疫療法の実施に

---

*1 LAK療法：リンフォカイン活性化キラー細胞（LAK）を用いたがんの免疫細胞療法。患者由来の大量のリンパ球を大量のIL-2（インターロイキン2）で数日間刺激処理して作り出した活性化リンパ球を、大量のIL-2とともに、患者体内に戻すという手法。　　　　　　　　　　　　　　　　　　　　　　　　（出所：株式会社リンフォテックホームページ）
*2 CTL療法：患者自身のがん細胞の特長を読み込ませた細胞傷害性Tリンパ球（CTL）を増殖させて、活性化後に体内に戻すという療法。　　　　　　　　　　　　　　　　　　　　　　　　　　　　（出所：株式会社メディネットホームページ）
*3 樹状細胞ワクチン療法：枝分かれした樹木の枝をイメージさせる細胞の突起（樹状突起）の様相が名前の由来となった免疫細胞に、がん組織やがんの特徴を示す人工物質を覚えこませた上で、この細胞を投与する療法。
　　　　　　　　　　　　　　　　　　　　　　　　　　　　　　　　　　　　　（出所：テラ株式会社ホームページ）

対して医療機関への支援サービスを事業として行う。

同社のホームページ（http://www.medinet-inc.co.jp/index.html）には、医療機関が免疫細胞療法を行うために必要な技術、ノウハウ、施設、人材、管理システムなどを包括的に支援するトータル・ソリューションサービスを提供することが掲載されている。具体的には、①細胞加工施設の企画、設計、設置、運営管理、②細胞培養・加工に係るバイオテクノロジー、品質管理ノウハウの提供、③細胞技術者、品質検査技術者の提供、④資材、試薬、消耗品などの供給、⑤オーダーメイド医療管理システム提供を掲げている。同社は、品質マネジメントシステムの国際規格であるISO9001の認証を取得している。

同社が、契約医療機関とその連係医療機関に対して、技術およびサービスを提供している免疫細胞療法には、下記のような療法がある（出所：株式会社メディネット　ホームページ）。

1．アルファー・ベーターT細胞療法：末梢血液中に含まれるアルファー・ベーター型T細胞、ガンマ・デルタ型T細胞、NK細胞、単球などの細胞全般を、抗CD3抗体とIL-2（インターロイキン2）によって活性化、増殖させて患者自身の体内に戻す療法
2．ガンマ・デルタT細胞療法：末梢血液中に含まれるガンマ・デルタ型T細胞を、がんの溶骨性骨転移などで使用されるゾレドロン酸とIL-2の組み合わせによって選択的に活性化、増殖させて患者自身の体内に戻す治療法
3．CTL療法：前ページ脚注参照
4．樹状細胞ワクチン療法：脚注参照。なお、同社の療法では、ゾレドロン酸による感作とCell Loading Systemを用いることで、がん抗原取り込み能およびCTL誘導能の向上を実現している点に特長をもつ。
5．樹状細胞ワクチン療法＋アルファー・ベーターT細胞療法。

（2）テラ株式会社

同社は、免疫細胞の1つである樹状細胞をターゲットにしたがんに対するオーダーメイドのワクチン療法を提携医療機関に提供している。樹状細胞に患者の方々から採取したがん組織や人工的に作成したがん抗原を認識させ、その樹状細胞を体内に戻して、がんの治療を行う方法であり、がん細胞だけを狙い撃ち、正常細胞を傷つけない、体にやさしい治療法である。同社のホームページ（http://www.tella.jp/）によれば、同社は、①細胞培養体制整備支援サービス（細胞培養施設の設置支援、培養方法に関する教育指導、標準作業手順書の貸与、培養管理システムの導入支援、細胞品質管理支援サービス）、②運営体制整備支援サービス（治療実施体制整備の支援、業務に関わる文書の貸与、治療評価方法の体制整備の支援）、③がん組織の保管に関する技術・ノウハウの提供、④協力医療機関の紹介、⑤集患支援サービスを事業として行っている。

同社の樹状細胞ワクチン療法は、東京大学医科学研究所で行われた悪性黒色腫・甲状腺

がんに対する臨床研究、徳島大学で行われた口腔がんに対する臨床研究で培われた技術・ノウハウが基礎となっており、これら技術・ノウハウをもとに同社提携医療機関において国内で比肩するもののない症例数を積んでいる。また、樹状細胞ワクチン療法において、樹状細胞にがんの特徴を認識させるためのがん抗原が必要となるが、同社の強みとして、ほぼすべての固形がん・血液がんの患者に利用することができるがん抗原「WT1ペプチド」の独占使用権（樹状細胞ワクチン療法等への応用）を保有しているため、同社の提携医療機関でのみ、「WT1ペプチド」を使用した樹状細胞ワクチン療法等を実施することができる。

　同社が独自開発したアイマックスがん治療とは、樹状細胞療法を基盤に、これと副作用の少ない化学療法（抗がん剤治療）と放射線療法を組み合わせた療法である。この各療法の組み合わせにより、患者の免疫機能を最適化・最大化させることが可能となり、がん細胞への攻撃の一層の効率化が期待できる。

22 漢方医療

1 漢方医療と保険外診療

　保険診療下で行うと、療法や用い得る生薬が限定され、漢方医療本来の療法や生薬が選択できないなどという問題が生じる。このため、思い切って、保険外診療とすることで、漢方本来の考え方に立った理想的な漢方医療を忠実に提供するために、漢方医療を標榜する医療機関の中には保険外診療を選択する医療機関がある。具体例を挙げると、漢方診療をすべて保険外診療（自由診療）としている北里大学東洋医学総合研究所は、保険外診療（自由診療）を選択した理由として、同所のホームページに、「保険診療では生薬の品目数が制限されており、購入金額も決められているために、高品質な生薬の使用が実質的に不可能に近い現状がある」（以上、同院ホームページから抜粋）と記載されている。漢方医療では、保険診療の規定にとらわれることなく、自由に必要な療法や生薬を利用できる最良の診療環境を構築することが求められているのである。このために、保険外診療を選択しているケースがある。

　また、保険診療でも漢方診療を行う慶応義塾大学医学部に設立されている漢方医学センター（2008［平成20］年正式発足）では、同センターのホームページの漢方Ｑ＆Ａの項で、「こじれた病状では保険外診療（自費診療）による漢方治療で事細かに診てもらうことが必要な場合があります。」（以上、同院ホームページから抜粋）と記載されている。なお、漢方薬は1976（昭和51）年から保険薬として薬価収載されはじめた。現在、保険適用される医療用漢方エキス製剤は約150処方ある。

2 診療サービスの内容と診療の形態

　日本の病院で漢方医療を専門に提供する施設はまだ少ない。漢方医療を提供する施設では、日本の医師免許を持ち、漢方医療を専門に学んだ医師らにより、漢方医療が提供されている。施設によっては、鍼灸師などを擁するところもある。漢方的診療法は四診と称され、視診、問診、聞診、切診（脈診と腹診）により行われ、投薬は、エキス剤や煎じ薬などで行われる。検査などでは適宜、西洋医療の手法も併用されている。漢方診療では、アレルギー疾患や慢性疾患などを主な対象疾患としている。福岡県の飯塚病院漢方診療科の

ホームページでは、適応となる主な疾患として、「①複数の病態が混在し、多剤服用を余儀なくされている場合、②副作用などで西洋医学の治療方法が適用困難な場合、③原因のわからない疾患や病態の明らかでない場合、④原因の病態が分かっていても治療法が確立していない場合」を挙げている（以上、同院ホームページから抜粋引用）。慶応義塾大学医学部漢方医学センター漢方クリニックでは、漢方アトピー外来や抗加齢外来といった専門外来も登場している。

　北里大学東洋医学総合研究所によると、外来初診患者のトップ5は、男性の場合はアトピー性皮膚炎が全外来初診患者の14.8％、にきび・湿疹・蕁麻疹などの皮膚科疾患が9.4％、パニック障害・うつ病・統合失調症などの精神疾患が7.4％、関節痛・腰痛・神経痛・しびれなどの整形外科疾患が7.3％、アレルギー性鼻炎・副鼻腔炎などの耳鼻咽喉科疾患が7.0％である。一方、女性では、月経不順・生理痛・不妊・子宮筋腫・子宮内膜症などの婦人科疾患が13.3％、冷え性・自律神経失調症が11.2％、にきび・湿疹・蕁麻疹などの皮膚科疾患が10.9％、関節痛・腰痛・神経痛・しびれなどの整形外科疾患が9.5％、便秘・胃痛・胃潰瘍などの消化器疾患が6.6％であったというデータが公表されている。

（1）診療の形態

　漢方医学分野の日本東洋医学会が漢方専門医の認定を行っている。現在、2,446人の漢方専門医が登録されている。漢方診療は、大学病院でも実施されている。近畿大学のように、医学部附属病院漢方診療科では保険診療を、東洋医学研究所附属診療所では保険外診療を行い、大学内で施設により保険診療と保険外診療を住み分けているケースもある。

（2）大学病院などに漢方診療部門のある主な大学

　漢方診療部門のある主な大学は、東北大学、北里大学（東洋医学研究所は保険外診療）、慶応義塾大学、昭和大学、東京女子医科大学、東邦大学、日本医科大学、日本大学、埼玉医科大学、群馬大学、東海大学、岐阜大学、富山大学、京都府立医科大学、大阪大学、近畿大学（保険外診療あり）、山口大学、福岡大学、九州大学などである。

23 海外の株式会社形態の病院における経営戦略のグローバル化（1）

1 株式会社形態の病院

　欧米、アジアを問わず、海外では株式会社形態の病院が存在することは決して珍しいことではない。株式会社形態の病院の中には、証券取引所に株式を公開している、いわゆる上場企業も存在する。

　株式会社形態の病院の医療収入源を考えると、①公的医療保険給付に依存、および、②民間医療保険の給付や個人の自己負担（保険外診療）に加え、公的医療保険給付にも依存、③民間医療保険の給付や個人の自己負担、つまり保険外診療にのみ依存の主に3つのタイプが想定される。実態的には、保険外診療収入への依存割合が高いのが一般的な株式会社形態の病院といえよう。シンガポールの株式会社形態の病院のように、1つの病院の中で、公的保険診療ゾーンと自費診療ゾーン（民間医療保険の給付対象者も含む）の区画を明確に分けて、診療を行っているケースやタイのバンコク総合病院のように、専ら自費診療を行っている病院もあり、一口に株式会社形態の病院といっても多様である。

　これまで、株式会社形態の病院は受診者を富裕層に絞ったり、公的保険では給付し得ない高度な先端医療を提供したり、完全予約制で診療待ちがなく、一流ホテル並みのサービス提供するなどにより、患者ニーズをうまく捉え、保険外診療という国の医療サービス体制におけるニッチ市場の世界で急速に発展を遂げてきた。しかし、ここにきて、株式会社形態の病院の将来が順風満帆というわけにはいかなくなってきた。

　人口の高齢化に伴う医療ニーズの増大と医療費財源の伸び悩みを背景に、医療の経済的効率化や医療の安全と質の確保を目指す医療改革の波が世界中を席捲し始めている。国内医療市場は成熟し、病院間同士の競争は厳しさを増すばかりとなっている。このため、株式会社形態の病院は、事業拡大戦略として国外の医療市場の開拓を積極的に展開し始めている。最近では、複数の国で病院を展開するなど株式会社形態の病院グループのグローバル化が進んでいる。

　一般に、株式会社形態の病院の国際化戦略の主なものには、①メディカル・ツーリズムへの対応、②海外進出がある。海外進出の形態も、新設病院の運営受託およびコンサルティング、現地病院のM&Aなどがある。

2　メディカル・ツーリズム

　メディカル・ツーリズムは、海外から受け入れた外国人患者を対象に、診療を行う事業である。在住者の外国人を対象にした医療サービスと区別されている。アジア諸国、中東、ロシアなどの富裕層は、自国の医療インフラが十分ではないため、欧米の病院で治療を受けている。スイスの病院では古くから中東などから多くの富裕層を受け入れ、治療を行ってきた。また、シンガポールでは、インドネシアやバングラデシュをはじめ、周辺のアジア諸国から多くの患者を受け入れている。外国人患者は100％自己負担から民間医療保険を使って医療費を支払うため、病院にとっては貴重な収益源となっている。シンガポールでは、欧米並みの最新現代医療のアジア拠点として国を挙げて取り組んでいる。最近では、アジアではタイ、韓国、台湾もメディカル・ツーリズムの成長性に注目し、国を挙げて取り組み始めている。

　外国人が自国でなく海外で医療サービスを受ける理由には、①自国には国際水準に見合った安全で安心な医療サービスが存在しない（優れた技術）、②自国より海外で医療を受けたほうが療養環境や病院の医師、看護師、職員などスタッフの接遇態度やサービスが優れている（優れたアメニティーとホスピタリティー）、③自国より海外で医療を受けたほうが医療費が安い（コストパフォーマンス）の3点である。かつては、①や②が重要な要素であったが、近年は、医療費がメディカル・ツーリズムの重要な要素となっている。米国のIT企業が、自国より医療費が安価なインドの病院と契約を締結し、病気になった場合には従業員を米国より医療費が安価なインドで治療することを目的に、インドの著名病院と契約を結んだことが報じられている。

3　海外進出

　メディカル・ツーリズムからさらに進んで、病院そのものが海外に進出することも実際に起こっている。進出の形態としては、①主に自らが病院を海外で新設し進出するケース、②病院の建物や設備などハードの部分は現地資本など他者が用意し、進出する病院側は運営ノウハウの提供や人材の教育・研修などのソフトの分野を担当するようなコンサルティングサービスを提供するケース、③海外の病院や病院グループをM＆Aするようなケースがある。

24 海外の株式会社形態の病院における経営戦略のグローバル化(2)

1 病院新設

　国境を越えて、他国で自社の病院を建設するケースである。バンコク総合病院グループはカンボジアで2つの母子病院を開院している。また、シンガポールのパークウェイ社は、マレーシア、インド、ブルネイ、中国に進出を果たしている。日本からは唯一、徳州会グループがブルガリアの首都ソフィアに病院を開設している。

2 コンサルティング

　事例としては、スペインの病院チェーン企業ユー・エス・ピー社は、ポルトガル国営貯蓄金庫との合弁により1998年にエイチ・ピー・ピー・サウジグループ(HPPS社)を創設し、スペイン進出を果たしている例がある。HPPS社は、ポルトガル国内のポルト市、サンガリョス市、リスボン市、ファロ市、ラゴス市に病院を持っている。また、リスボン市から西に30kmのカスカイス市では、日本のPFIに類似したファイナンス手法であるPPPを利用した民活方式による病院建築プロジェクトが現在進行中である。この病院は手術室6室および分娩室10室を備える、病床数234床の中規模クラスの病院であるが、運営はHPPS社が受託する予定となっている。また、シンガポールの上場企業であるトムソン母子病院は、ベトナムに建設される民間の母子病院の運営を受託する計画である。
　海外では、このように著名病院が病院運営を受託する事例が増えている。医療先進国の病院が海外の病院にコンサルティングサービスを提供する時代が到来している。

3 M&A

　海外では、病院グループ同士のM&Aが活発である。海外進出のために、既存の病院グループを買収することは珍しいことではない。例えば、南アフリカ共和国の大手民間病院運営企業であるメディ・クリニック社は、自国の民間医療市場は成熟しこれ以上の成長は望めないと判断し、スイス最大の民間病院グループであるヒルスランデン社を買収して、スイス進出を果たしている。

海外の株式会社形態の病院における経営戦略のグローバル化（2）

　株式会社形態の病院グループは、バイアウトファンドの対象ともなっている。英国のファンド企業であるビー・シー・パートナーズは、英国の民間病院グループであるゼネラル・ヘルスケア・グループを買収し、2006年にやはり南アフリカ共和国の大手民間病院運営企業であるネットケア社を中心とするコンソーシアム（国際的な借款団や融資団）に売却している。

　また、1977年に設立した英国を本拠とするヨーロッパのバイアウトファンド企業シンベン社は、英国の民間病院グループであるスパイアヘルスケアとスペインのユー・エス・ピーホスピタル社を買収したことを、2007年のニュースリリースで公表している。英国およびスペインの自費医療は成長市場であるというのが買収の理由である。マッキンゼー社はじめとするコンサルタント会社の予測によれば、英国の自費医療市場は2010年には94億ポンド、スペインの同市場は2011年には62億ユーロにまで成長すると分析している。

　さらに、企業投資ファンド企業の活動は、北欧諸国の医療福祉分野にも及んでいる。スウェーデンに本拠を構え、同国のほかフィンランドおよびノルウェーで、医療福祉サービスを提供するアンベア社は、2010年2月にトリトンという欧州の企業投資ファンド企業によって再買収されている。アンベア社は、欧州最大の医療福祉サービス企業の1つで、高齢者ケア、プライマリーケア、外来診療サービス、産業保健医療サービスを事業の核としている。最近では精神障害者、身体障害者および薬物中毒者に対する専門サービスへと事業を多角化している。グループ全体では、約1万人の従業員を擁し、2009年の年間総売上高は70億スウェーデンクローネに達している。

　このように、海外における病院のM＆Aは活発で、国境を越えたグローバルなM＆Aの事例にも事欠かない状況である。

第3章
ケーススタディ

1 【ケース1】大阪大学医学部附属病院補完医療外来
2 【ケース2】特別医療法人博愛会（相良病院・さがらクリニック21・さがらパース通りクリニック）
3 【ケース3】セントラルメディカル倶楽部「宇都宮セントラルクリニック」
4 【ケース4】山中温泉医療センター
5 【ケース5】アジアにおける先進医療の中心地を目指すシンガポール（1）
6 【ケース6】アジアにおける先進医療の中心地を目指すシンガポール（2）
7 【ケース7】スイスのプライベート・ホスピタル
8 【ケース8】デンマークのプライベート・ホスピタル
9 【ケース9】バンコク病院メディカルセンター／バンコク・デュシット・メディカル・サービス（BDMS）
10 【ケース10】米国有力病院における補完代替医療の取り組み
11 ケーススタディにおける総括

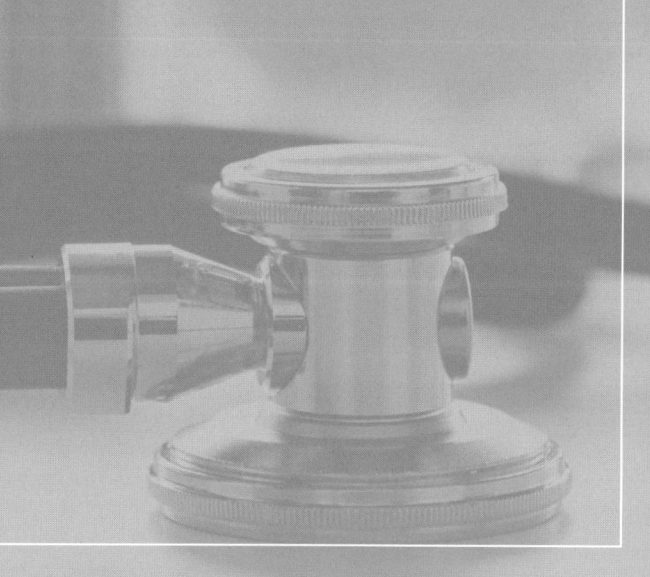

【ケース1】大阪大学医学部附属病院補完医療外来

1 沿革

　補完医療外来は、膵臓がんや膵臓移植を専門としている、消化器外科医の伊藤壽記(としのり)教授が主宰する大阪大学大学院医学系研究科生体機能補完医学講座が運営する外来診療科である（図3-1）。

　生体機能補完医学講座は、2005（平成17）年1月に発足した。伊藤教授によれば、「急性疾患と異なり、慢性疾患の中には、西洋医学の手法だけでは、治療が困難な疾患が多いのも事実で、治癒しないことに対する患者の不満も強い。現代医療は、専門細分化が著しい。「木を見て森を見ず」に陥らないためにも、心身を一体的に捉える全人的医療の視点に立つ統合医療の導入が求められている。そのためには、まず現代医療にプラスできる補完医療や現代医療に代わって置き換え得る代替医療の効果の検証が必要だ。加えて伝統的医療のベースは日本を含めたアジアに多く、日本は補完代替医療を研究する上で地理的に有利である。そこで、生体機能の補完に焦点を当てた研究室を立ち上げた」と生体機能補完医学講座を創設するに至った経緯を語る。

　さらに、患者からの機能性食品やがんの治療に関する相談ごとが多く、また、臨床試験の受け入れ窓口が必要になったことから、当講座創設約1年後には、附属病院において補完医療外来を開設した。

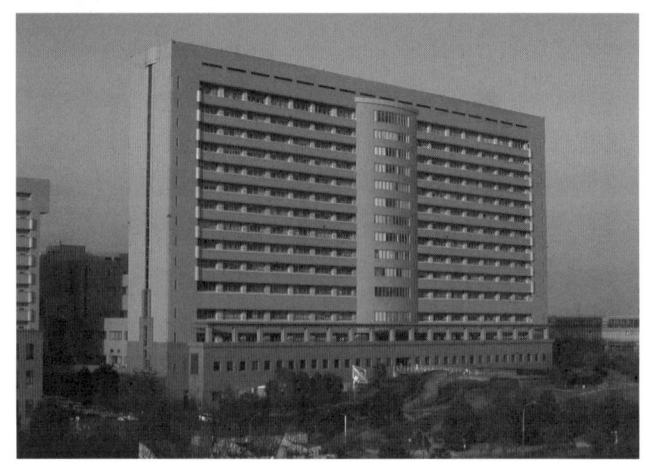

図3-1　補完医療外来のある大阪大学医学部附属病院

2 診療サービスの特徴

　補完医療外来は、伊藤教授とメタボリック症候群などを専門とする内分泌代謝内科の前

田和久准教授の2名体制で診療を行っている。スケジュールは、月、火、木、金曜日の週4日で、各曜日とも13：00～15：30に診療時間を設定している。診療サービスは、①補完医療に関する相談および情報提供、②補完医療に関する臨床試験の窓口業務の2つのサービスに特化している。

(1) 相談および情報提供

初診および再診ともに事前に電話による完全予約制を採っている。相談・情報提供は保険外診療として実施している。料金は30分15,000円に設定している。機能性食品を含む補完医療に関する質問やがんの治療法などセカンドオピニオン的相談が多い。

(2) 臨床試験の窓口業務

当講座では、他診療科の医師のほか、外部機関からのスタッフも含め、管理栄養士、鍼灸師、臨床心理士、看護師（アロマセラピストを含む）、薬剤師、実験助手など種々の専門家を擁し、専門家チームによる補完医療（さらに、発展させた統合医療として）に関する研究を行う体制を整えている。機能性食品、鍼灸、アロマセラピー、サイコセラピー、ヨガなどに関連した臨床試験を手がけている。これまでに、20弱の臨床試験を手がけている。最近の事例で具体例を挙げると、キノコ由来物質や鍼治療による抗がん剤の副作用軽減効果、メタボリック症候群に対するポリフェノール系素材の効果、アロマセラピーの血管弛緩作用、などがある。当外来はこれら臨床試験の臨床窓口となっている。なお、当講座の研究室では、機能性食品素材の動物実験による検証も行い得る体制も整備している。実験室レベルから臨床に至るまでの一貫した研究体制を持っている。

3　将来戦略

将来計画としては、当講座および外来診療をベースに、保険外診療（自由診療）専門の国際統合医療センターの創設構想を持っている。同センターのコンセプトは、統合医療の自由診療とともに、心のケアや健診センター機能を包含した総合診療センターである。診療に加えて、管理栄養士、看護師、薬剤師をはじめとする関連医療職に対する統合医療への教育研究機能も付加する計画である。教育面では、既存の医療従事者に対して、連合大学院形態で統合医療に関する教育を行い、統合医療師（仮称）なる資格付与も視野にある。このほか、近隣諸国からの来院者を対象に、健診と観光を組み合わせたメディカル・ツーリズムへの対応も検討中である。

メディカル・ツーリズムに欠くことのできない医療通訳の養成に関しては、大阪大学にある医療通訳コースとの連携も考えている。

【ケース2】特別医療法人博愛会
(相良病院・さがらクリニック21・さがらパース通りクリニック)

1　沿革

　相良病院は、1946(昭和21)年の開業以来、外科系病院として発展を遂げてきた(図3-2)。1973(昭和48)年には、九州で最初に乳腺X線撮影装置「マンモグラフィー」を導入、増加する乳がん患者に早くから注目し、乳腺外科の専門病院として強化を図った。さらに、1997(平成9)年の病院のリニューアル時には、鹿児島県で最初の緩和ケア病棟も設置した。

　乳がんや甲状腺疾患といった女性特有の疾患が増していく中、女性専門病院としての道を選択した。2002(平成14)年には特別医療法人へ移行し、がん医療を専門とする社会的位置づけを構築した。

　2003(平成15)年には、乳腺外科と婦人科の外来専門クリニックとしてさがらクリニック21を開院した(図3-3)。同院には、2008(平成20)年、新しい試みとして、メディカルフィットネスセンターと健康を意識した食事を提供するレストランカフェを併設した。

　さらに、2005(平成17)年には島嶼部や職域での検診の普及を目的にマンモグラフィー検診車と超音波検診車を導入した。医療ITの進展にも対応し、2006(平成18)年に最新の電子カルテシステムを導入し、2007(平成19)年にはマンモグラフィー検診画像の遠隔

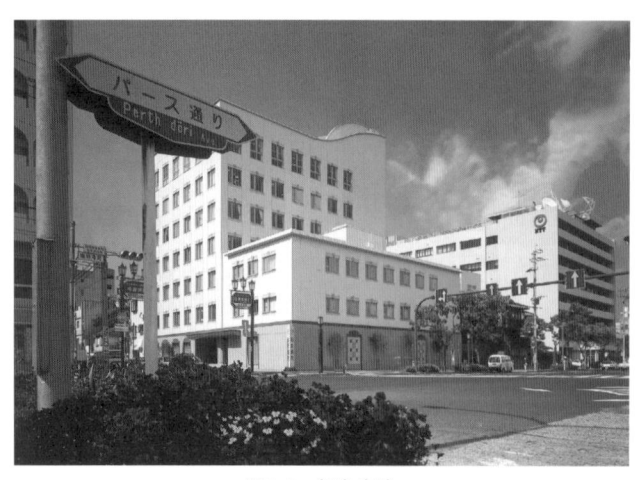

図3-2　相良病院

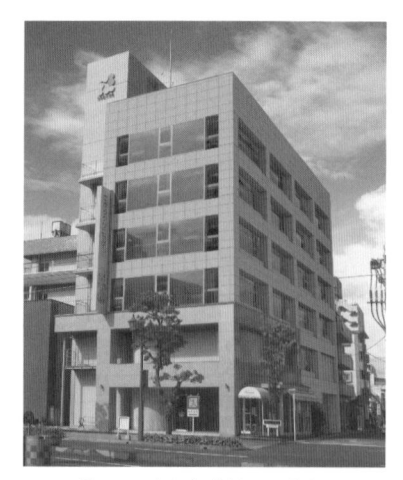

図3-3　さがらクリニック21

【ケース2】特別医療法人博愛会（相良病院・さがらクリニック21・さがらパース通りクリニック）❷

読影にも着手した。そして、2007年3月には、健診センターと放射線治療施設（図3-4）とヨードによる甲状腺がんのアイソトープ治療施設を併設した「さがらパース通りクリニック」を開設した（図3-5）。同クリニックは、島嶼部（とうしょ）や交通不便な地域からの来院者のために18床の放射線治療専門入院施設を備えた地域医療対応型の新コンセプトのクリニックである。

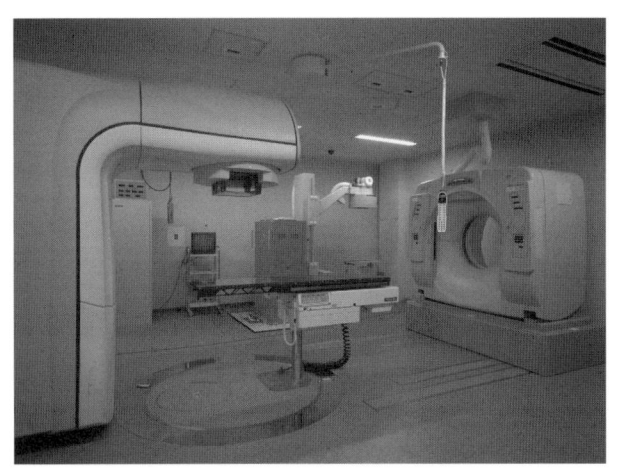

図3-4　放射線治療装置リニアック

2　病院の概要

　特別医療法人博愛会の医療施設の概況は下記のとおりである。経営の特徴は、乳腺科・婦人科の検診クリニック、外科治療と化学療法を行い、緩和ケア病棟をも備える病院、健診センター・甲状腺診療・放射線治療を行うクリニックと機能的分化させた3施設を効率的に一体化して、女性のための医療機関として一貫したサービスを提供している点にある。

3　診療サービスと経営手法の特徴

(1) 保険診療

　特別医療法人博愛会では、次の診療科目において保険診療を行っている。
　乳腺科診療（外来診療・外科手術・乳房再建術・化学療法・放射線療法）、甲状腺診療（外来診療・外科手術・アイソトープ療法・内分泌療法）、婦人科診療（外来診療・外科手術）、緩和ケア病棟、在宅診療。

(2) 保険外診療

　乳がん罹患患者や術後患者の不安を取り除き、療養時のQOLの向上を目的に保険外診療として、リンパ浮腫外来と遺伝相談外来を行っている。保険外診療といっても患者ニーズに着目したもので、収益性に着目したものではない。このほかセカンドオピニオン外来も行っている。

①リンパ浮腫外来
　乳がんの治療後に発症した上肢のリンパ浮腫に悩む人への自費による外来診療サービス

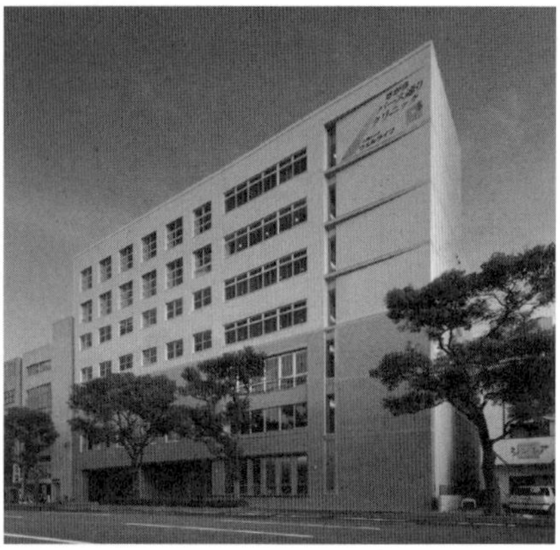

図3-5　さがらパース通りクリニック 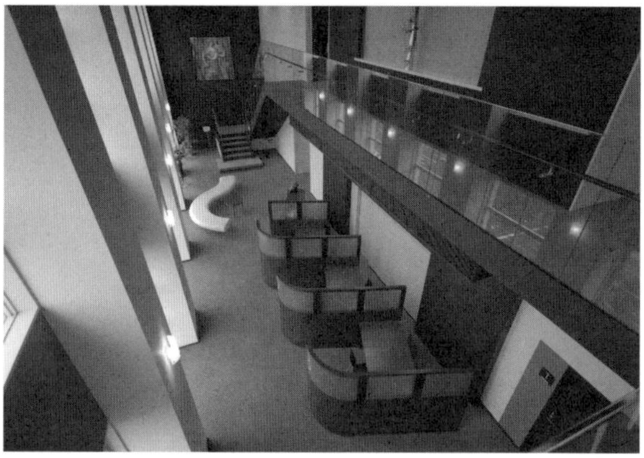　　図3-6　健診センター・ウェルライフ

である。医師の診断後、完全予約制でセラピストがリンパドレナージュを施術する。日曜日を除く、毎日実施している。

②遺伝相談外来

2008（平成20）年12月に九州地域で初めて開設した。専任の医師と看護師により、遺伝性乳がん・卵巣がんの遺伝子診断を実施し、カウンセリングを行っている。

③乳房再建のシリコンインプラント術

形成外科の矢永クリニックと連携し、乳房再建のシリコンインプラント術を実施している。

④ピル外来

低用量ピルの服薬指導・アドバイスを計画的に行っている。

⑤人間ドック（健診センター）・ウェルライフ

さがらパース通りクリニックの6、7階にある健診センター・ウェルライフでは、受診者の95％が女性であるため、女性受診日と男性受診日を分け健診サービスを提供している（図3-6）。受診者は年間7,000〜8,000人で、50歳代が最も多い。来院地域は、鹿児島市内あるいは県内が中心である。

（3）附帯業務

①メディカル・フィットネス-ウェルライフ

さがらクリニック21の6階で、女性専用のメディカル・フィットネスを展開している（図3-7）。生活習慣病の人を対象としたメディカル会員制度が特徴である。スタッフには、トレーナーのほか、医師、看護師、保健師、管理栄養士も参画する。通常のフィットネススタジオと同様のトレーニング・マシーンを備え、スタジオではヨガ、ピラティス、ストレッチ、コアリズムなど種々のプログラムを提供している。半年ごとの定期健康診断、年1回のマンモグラフィーを無料で提供している。乳がん治療を専門とする機関が行う

【ケース2】特別医療法人博愛会（相良病院・さがらクリニック21・さがらパース通りクリニック）❷

図3-7　メディカル・フィットネス-ウェルライフ　　図3-8　ウェルライフカフェ

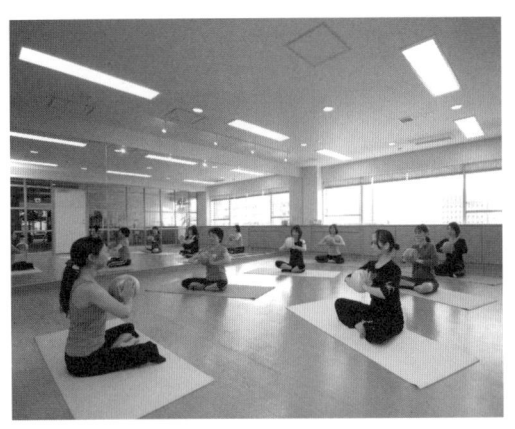

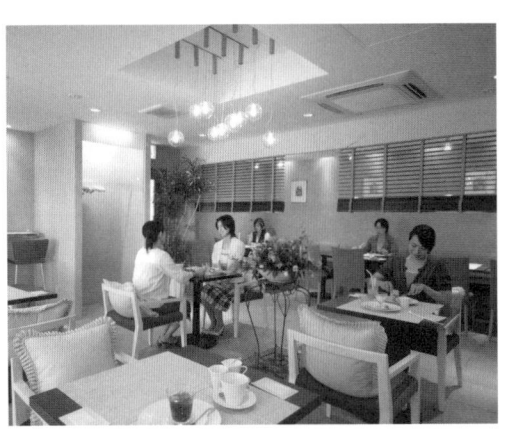

フィットネスとして女性会員や乳がん患者には特に配慮したサービスを提供している。会費は月額4,500～8,500円である。

②ウェルライフカフェ

「さがらクリニック21」の1階で、健康志向のカジュアルなレストランを開設している。全粒粉を用いノンオイルのオリジナルパンも販売する。コンセプトは、「女性のための専門病院相良病院が健康をプロデュースするノンシュガー・ノンオイルをモットーとしたレストラン」である（図3-8）。

③その他

ボランティア事業として、「ココロとカラダのサポートセンター」や専門書、統計データ、検索用パソコンを備える患者向けの情報ライブラリーのサービスを無償で提供している。「ココロとカラダのサポートセンター」は、患者の日常生活を支える目的で開設された施設で、術前後のケア用品や雑貨を揃えるメディケアショップ、医療向け女性用かつら（ウィッグ）を扱うスヴェンソン社のサロン、抗がん剤による治療を受けている人向けのフェイスやネイルのケアコーナー、術後患者向けにヨガやピラティスを指導する多目的ルーム、患者やスタッフとの交流の場であるヒーリングスペースなどを備える。同院体験者のボランティアからの支援も受けて運営している。

4　将来戦略

今後の九州新幹線の鹿児島～博多間の全線開通を控えており、これまでの女性専門病院としての実績を基に県外からも患者を集められるような、より専門性の高い医療機関を目指している。

【ケース3】
セントラルメディカル倶楽部「宇都宮セントラルクリニック」

1　沿革

　セントラルメディカル倶楽部（CMC）は、宇都宮市の近郊にある宇都宮セントラルクリニックを提携医療機関とする会員制のメディカル倶楽部である（図3-9）。

　宇都宮セントラルクリニックは、PET-CTをはじめとする最新鋭の画像診断機器を備えたデジタル・クリニックのパイオニア的存在として知名度の高いクリニックである。同クリニックは、米国の画像診断センターの事業モデルを日本で構築することを目指している。大学病院や大病院からの紹介患者に対する画像検査と画像診断機器を駆使した検診を行うとともに、株式会社ドクターネット社が支援するインターネットのネットワークを用いて、全国の医療機関で撮影された放射線画像に対して、100名を超える放射線科医により遠隔読影診断を行っている。また、関東、関西、九州に立地する6つの画像診断センターともすでに連携グループを形成し、全国どこでも、地域で待たずに画像診断検査が受けられる体制づくりに注力している。

　CMCは、2003（平成15）年5月に発足した。宇都宮セントラルクリニックの創設者である放射線専門医である佐藤俊彦医師は、クリニックをベースとする画像診断センター事業に続く、新事業として健常人を対象とした会員制の健康管理事業を発案した。これが、CMCである。従来からの年1回程度の職域健診や地域健診、あるいは社会保険医療の枠組みの中では、受診者の健康や疾病の管理について予防や改善のための十分なフォローアップができないことに問題を感じていた。加えて、受診者からの要望もあることから、思い切って自由診療という形態で、健康相談や充実した健診サービスを主体とする健康管理のための会員制倶楽部をスタートさせた。

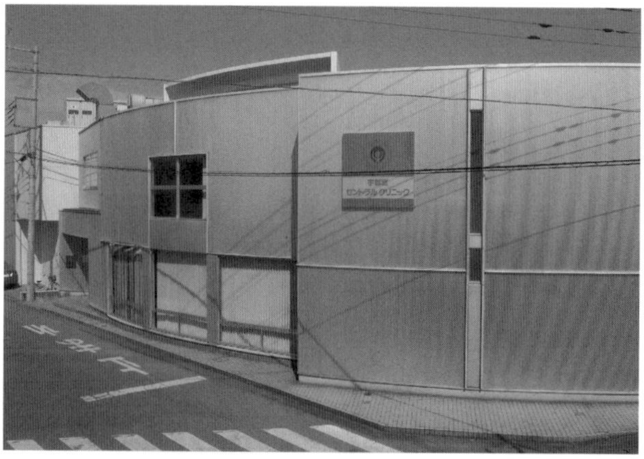

図3-9　セントラルメディカル倶楽部の提携医療機関である宇都宮セントラルクリニック

2　CMCの概要

　当倶楽部のコアコンセプトは、会員が健康に心配事を抱えたときに、いつでもすぐに相談できる顧問医サービスの提供である。医療体制の崩壊がマスコミで報じられる中、病院では迅速検査・迅速診断の機会が薄らいできているが、CMCではこの点に注目し、検査が必要なときには待たずにすぐに最新鋭の検査診断機器で検査が受けられ、診断結果も迅速に得られる機会を提供することに主眼を置いている。

　CMCの特長としては、特にがん、脳疾患、心疾患の3大疾患に関する健康管理に徹底的な検診を行う点、従来の検診では扱わなかったアンチエイジング関連の検査や遺伝子検査を導入して将来の健康リスクを考慮した健康管理の提案、時代をリードする宇都宮セントラルクリニックが強みを持つデジタル・メディシンのインフラによるバックアップ体制である。

　当倶楽部は会員制となっており、法人会員と個人会員の2種類がある。総会員数は、約450名。会員プロフィールは、中堅企業のオーナー、がん罹患者とその家族、上場企業の役員、顧問医による診療を希望する個人などである。年齢層は家族での入会も多いため幅広いが、中心層は50歳代から60歳代である。男性は、法人会員としての入会が多いが、女性は個人入会が多い。最近では、独居女性の入会が目立っている。会費は、コースにより異なるが、個人会員で1カ月15,750円（税込）からに設定している（入会時には別途入会金等が必要）。

3　将来戦略

　今後は、テーラーメイド医療の進歩に遅れをとることなく新技術を導入し、個人の将来健康リスクをターゲットにしたメディカル倶楽部のテーラーメイド型のサービスモデルを構築していく。現在は、講演会、関連書籍の出版により、当倶楽部への入会を啓蒙している。民間保険会社との連携を強めて、当倶楽部のサービスを保険商品の中の中心サービスになるように、マーケティング戦略を構築していく計画である。

【ケース4】山中温泉医療センター

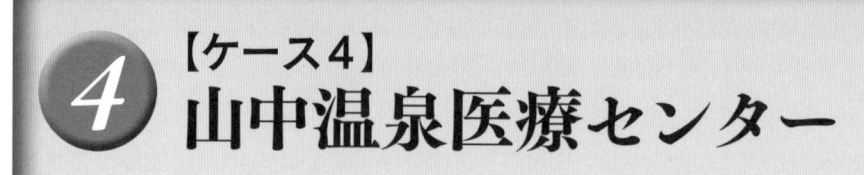

1 沿革

　山中温泉のバスセンターから坂道をしばらく登った静かな山間の高台に位置する自然環境と景観に恵まれた病院である。当センターの前身である旧国立山中病院は、海軍病院として創設された、60年余りの歴史を持つ病院である。当センターは国立病院再編の波を受け、同じ国立の石川病院（現国立病院機構石川病院）に統合されることが決定されたが、2003（平成15）年3月に石川県初の公設民営形態で新たな出発をした。同院の施設を当時の山中町（現加賀市）が譲り受け、運営を公益社団法人地域医療振興協会に委託するという形態である。当センターは、地域の総合病院として地域住民並びに温泉観光客の健康と安全を守り続けている。

2 病院の概要

理念と基本方針
　　　　理　　念：ぬくもり
　　　　基本方針：一、地域医療を通して、安心・安らぎを提供
　　　　　　　　　一、患者さまの声に耳を傾ける
　　　　　　　　　一、機会の開拓と問題解決に努めます
病　床　数：199床（一般119床・慢性期療養40床・回復期リハ40床）
診　療　科：内科、小児科、外科、整形外科、産婦人科、眼科、耳鼻咽喉科、皮膚科、泌尿器科、リハビリテーション科
職　員　数：総職員数（常勤）約200名－そのうち医師7名、看護師約100名、OT・PT・ST23名
来　院　者：外来患者1日平均約230人、入院患者1日平均約160人
来院地域：ほとんどが加賀市を中心とする二次医療圏内。がん患者については県外からも来院者がある。

3 診療サービスと経営手法の特徴

(1) 保険診療

　現在は、医師不足の影響で、各診療科とも常勤医師1名体制で運営しているが、歴史的には、保険診療では整形外科や小児科に定評がある病院である。現在は、内科系の患者も多く、3割程度ががん患者である。だが、広く整ったリハビリテーション施設に加え、カルシウムナトリウム硫酸塩泉である源泉を引き込んだ温泉療法プールを備えるため、リハビリテーションでも知名度がある。回復期リハ病床を40床備え、同規模の病院と比べ、リハビリスタッフも充実している。また、必要な時には稼動可能な院内小中学校の分校もあり、現在は心理行動面で課題を抱える児童などへの保健医療的対応施設としても活用されている。医療情報の電子化にも積極的で、2005（平成17）年2月にペーパーレスとフィルムレスの電子カルテシステムが稼動し、遠隔画像診断と遠隔病理診断のシステムも導入している。

(2) 保険外診療

　当院も医師不足には悩まされている。看護師をはじめとする他の医療スタッフが限られた医師を支援することで、地域医療にさらなる貢献ができないかと発案されたのが、保険外診療であった。保険外診療を実際に手がけ始めたのは2006（平成18）年からで、現在は点滴療法外来と温泉療養プランをメニュー化している。いずれのメニューも、地域の利用者は、開設以来　点滴療法は延べ1,800人、プールの利用は延べ1,000人を超えている。

(3) 点滴療法外来

　米国で代替医療の1つとなっているマイヤーズカクテル点滴療法（米国開業医の故ジョン・マイヤーズ氏が開発した点滴療法）、がんの補助療法として期待されている高濃度ビタミンC点滴療法（400〜500mg／回を投与）、グルタチオン、プラセンタ、キレーションの各点滴療法を行っている（図3-10）。これらの点滴療法は、アトピー、アレルギー性鼻炎、がん、スト

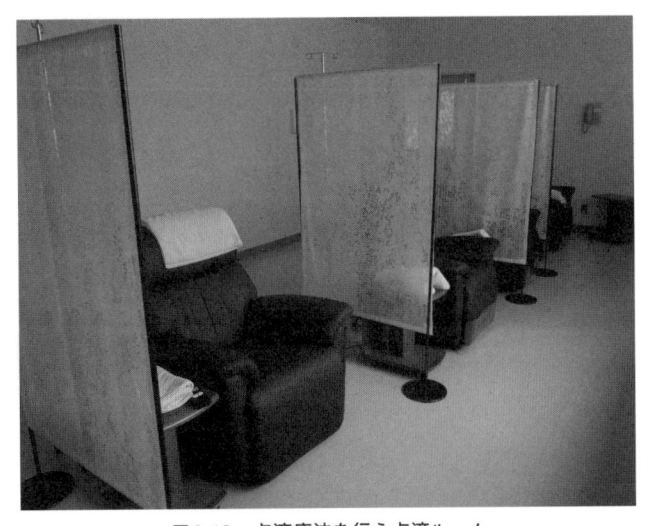

図3-10　点滴療法を行う点滴ルーム

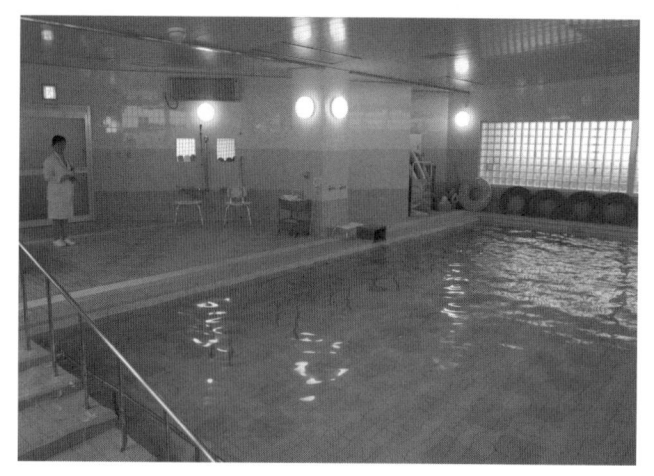

図3-11　源泉を直接導入している温泉療法プール

レス解消、慢性疲労症候群などに効果が期待されている。受付は完全予約制で平日15：00～16：00に実施。点滴料金は1回5,000円から（点滴内容により異なる。初診時には別途、初診料2,700円と検査料が必要）。特に、高濃度ビタミンC点滴療法は患者ニーズが高く、三重県や福井県といった県外から来院する患者が増え続けている。

(4) 温泉療法プラン

　山中温泉医療センターの管理者でもある高橋一郎医師は温泉療法医である。2005（平成17）年に開設された温泉プール（疾病予防温泉利用施設）を利用して、月曜日・火曜日・木曜日の13：00より実施している。料金は1時間1,050円。集団指導ではなく、利用者個人にマンツーマンで指導を行う形態である。地域の利用者が主体で、骨折、腰痛、脳梗塞後遺症患者をはじめ、1カ月に延べ60～100人程度の利用者がある。2009（平成21）年からは、石川県の医商工連携プロジェクトとして、山中温泉の老舗旅館と連携して、旅行者へのこれらの保険外診療サービスの提供について検討を行っている（図3-11）。

(5) その他

①病児病後児保育サービス

　公益社団法人地域医療振興協会の事業として、2006（平成18）年10月から取り組んでいる事業である。予防健診施設センターとして利用予定であった施設の一部を改装した「このゆびとーまれ山中」を拠点に、通常の保育所では対応しきれない病児病後児を受入れ、保育サービスを提供している（図3-12）。加賀市は、全国的にみても女性就業率の高い地域であるため、本サービスのニーズは非常に高い。2009（平成21）年度は、受け入れ児童数がすでに延べ1,200人を超えている。通所居室とガラスで仕切った居室を備え、インフルエンザや水疱

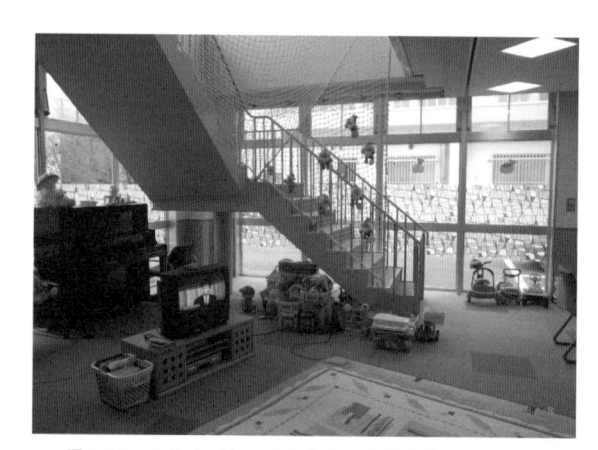

図3-12　このゆびとーまれ山中の病児病後児保育施設

瘡といった感染症の疑われる児童も受け入れている。母親のみでなく、保育園からの紹介で受け入れることもある。また、母親の代理として、保育園への迎えや小児科への受診を代行するといったことに対応し、手厚いサービスを提供している。1日最大16名の児童を受け入れたこともある。サービスの提供時間は平日7：30〜18：30で、料金は食事・おやつ込みで1日2,000円である。

4 将来戦略

　保険外診療については、これまでもテレビや新聞などを通じて広報活動に努めているが、マーケティングを学んで、利用者の拡大を検討する計画である。将来的には、中国をはじめ海外からの利用者も募っていくことにも目を向けている。現在、医療マネジメント研究所を発足させ、情報発信に努めている。具体的には、地域や企業へ出向いて、健康講座を開講している。また、がん患者の来院も多いことから、ホスピスの開院を研究中である。環境、温泉、代替医療といった同院の資源をいかした独自性のある施設の創出を目標に据えている。2008（平成20）年に5周年を迎えた本センターは加賀市の医療施設として、加賀市市民病院との連携の中で、「癒しと再生」をテーマに、地域医療機関としての新グランドデザインを練っている。

　山中温泉医療センターの管理者で自らも温泉療法医でもある高橋一郎医師は、「管理者あいさつ」の中で2009（平成21）年度の実績として、産婦人科の再開（2009年1月より84名が同院誕生）、地域の要望に応じた「出前講座」や「健康教室」を展開する医療マネジメント研究所の開設、医師が医師のみが行いえる業務への集中を目指す診療支援室の設置、児童デイサービスの開始、障害児を介護する母親向けに冠婚葬祭時や病気の際に代わりにお子さんを預かる小児レスパイト事業の開始、訪問介護・訪問リハビリ事業の開始を掲げている。同院は医師の確保が非常に難しい中にあって、新センター長を迎え、新たに麻酔科医の着任も実現した。温泉観光地という立地ではあるが、山間部の基幹医療施設としての奮闘ぶりが伺われる。

【ケース5】アジアにおける先進医療の中心地を目指すシンガポール(1)

1 国際医療サービスのメッカ・シンガポール

　シンガポールは、かねてからアジアにおける最新医療の中心地として、先進医療サービスと先端的な高度医療技術の集積に尽力してきている。航空機を利用した国際救急医療サービス会社のアジアの拠点もシンガポールである。その結果、アジアの近隣諸国に限らず、世界中から患者がシンガポールに病気の治療のためにやって来ている。外国から治療に来る患者の数は、今や年間40万人を超えている。米国の医療機関認証機関であるJACHOの国際認証規格であるJCIの認証取得病院も数多くある。医療技術の高さのみならず、患者第一主義の医療サービスの質(ホスピタリティー)の高さも、多くの外国人患者を海外から引き寄せる要因の1つとなっている。

2 シンガポールの医療制度

　シンガポールの医療サービスは、プライマリヘルスケアと病院医療から構成されている。
　プライマリヘルスケア(第1次医療)は、日常の一般的な病気や軽度な外傷に対する診療、予防医療や保健教育で、2,000人ほどいる個人開業医と、ポリクリニックといわれる入院設備を有しない18ヵ所の国立診療所によって提供されている。国立病院は、2000年にナショナル・ヘルス・グループ(NHG)とシンガポール・ヘルス・サービス(SingHS)の2つのグループに分割民営化されている。両グループとも株式会社形態だが、株は政府が100％保有する。NHGには、シンガポール国立大学病院やタン・トク・セン病院をはじめとする4つの病院と4つのインスティテュート(アレキサンドラ病院は2008年にアレキサンドラ病院グループ〈AHG〉となった)が、SingHSには、シンガポール総合病院やチャンギ総合病院など3つの病院、4つのセンターと1つのインスティテュートが傘下にある。病院は、急性期入院医療、専門外来医療および24時間体制の救急医療を提供し、センターやインスティテュートは、がん、心臓病、眼科、皮膚科、神経科学、歯科などといった領域の1つに特化した国内で最高水準の専門医療センターである。このほか、パークウェイ・ヘルス・グループ、ラッフルズ・グループ、パシフィック・グループなど民間病院グループも病院医療を担っている。パークウェイ・ヘルス・グループとアレキサンドラ病院グルー

プのそれぞれは、2010～11年の開院を目指して、IT技術を駆使した大規模な近未来型の新病院の建設を進めている。

3 シンガポールにおける医療保障制度

シンガポール保健省(MoHS)が公表しているデータによれば、シンガポールの医療費は約74億シンガポール・ドルで、GDPの3.7％（2005年）である。日本のような社会保険方式による皆保険医療保険制度は存在せずに、代わりに個人を単位とする積立金方式の年金・医療福祉制度が導入されている。国民は、将来の年金や医療支出などに備え、毎月一定額を中央積立基金(CPF；Central Provident Fund)の個人口座に3つの区分別に積み立てることとなっている。そのうちの1つの区分である医療支出に備える積立金制度が、メディセイブ(Medisave)と称される制度で、シンガポールの医療における経済的保障の根幹をなす。補完的制度として、メディシールド(Medishield：任意医療保険制度)、エルダーシールド(ElderShield)およびメディファンド(Medifund)の3つの制度を導入している。

(1) メディセイブ

1984年4月に導入された国営医療積立金制度である。将来の本人あるいは近親家族の急な入院、日帰り手術および特定の外来診療にかかる経済的負担に備えることを目的とした制度である。

(2) メディシールド

1990年に導入した低負担の重大な病気に対する医療費を補償する任意の健康保険である。メディセイブだけでは十分に補償できない重大な病気やけがによる多額の医療費を補助するための制度である。保険料は、メディセイブ口座から支払う。

(3) メディファンド

医療費を支払うことができないシンガポール国民のために政府が1993年4月に創設した寄付基金である。

(4) エルダーシールド

特に高齢者など、介護を必要とする重度障害者に基礎的な金銭的補償を行う経済的な重度障害保険制度である。

【ケース6】
アジアにおける先進医療の中心地を目指すシンガポール(2)

1　メディカル・ツーリズム先進国であるシンガポール

　現在、シンガポールは政府を挙げて、海外からの外国人患者の受け入れに積極的である。官民連携機関であるSingapore Medicine（http://www.singaporemedicine.com）が海外からの外国人患者のシンガポールでの受診を支援する機関として、2003年に創設された。2012年には、100万人の外国からの患者の受診を見込んでいる。

　シンガポールでの一般的な受診手続きとしては、まずかかりつけの医師から紹介状を作成してもらう必要がある。そして、情報を収集し、医療機関を選択する。受診候補とする医療機関を定めたら、当該医療機関に設けられている国際患者サービスセンター（IPSC：International Patient Service Center）に問い合わせるという手順を踏むこととなる。紹介状には、一般に、①注意事項を含めた病状の詳細な記述、②病歴、③処方されている医薬品、④診療記録や検査結果などの情報を記載する必要がある。

　シンガポールの医療機関に関する資料については、Singapore Medicineのサイト等や書籍などを通じても情報を入手することができる。海外からの患者を受け入れている病院のほとんどは自院のホームページを持って、情報を提供している。これらのホームページには情報提供だけでなく、ネットを通じて専門医へのコンタクトと診療予約を受け付けている病院も掲載されている。また、各疾患や診療の種別ごとの医療費の参考額は、MoHSのwebサイトを通じて閲覧できる（https://www.moh.gov.sg/mohcorp/billsize.aspx）が、実際の医療費は、医療機関や病状、治療計画により異なるので、正確には各受診医療機関で確認する必要がある。

　各病院のIPSCでは患者からの問い合わせに回答するとともに、渡航帰国計画策定、ビザ取得をはじめとする渡航手続き、医師への紹介と診療予約、同伴者のためのホテル予約、通訳サービス、費用見積・支払方法の助言、必要な看護・搬送サービスのアレンジなどニーズに応じた種々の支援サービスを行っている。また、シンガポールでは、海外からの患者の渡航を支援する医療旅行代理店（Medical Travel Agency）も整備されている。航空券やホテルの予約をはじめ渡航手続きを代行してもらうこともできる。これらの医療旅行代理店はSingapore Medicineのサイトにリストアップされている（http://www.singaporemedicine.com/hcp/med_evac_mtas.asp#1）。

2　国際進出するシンガポールの病院グループ

　シンガポールの病院の国際的活動は、いわゆるメディカル・ツーリズムと称される海外からの患者受け入れビジネスに止まらない。民間の病院グループを中心に、国際進出も活発化させている。現地に病院を建設し、近隣のアジア諸国や中国に進出している。今回の金融経済危機の影響は、医療とて無縁ではない。世界では安価で質のよい医療を目指して、患者の国際間移動がさらに活発化する兆しも見え隠れしている。もはや、医療のグローバル化は止まるところを知らない大きなうねりを形成しつつあると解すべきであろう。インド、韓国、中国なども国際的医療中心地を目指そうと動きを活発化させている。そのような状況に鑑み、国立病院を民営化して10年を経ようとしているシンガポールが、次にどのような一手を出してくるか、シンガポールの動向が大いに気になるところである。

　シンガポール国内でもより魅力的なメディカル・ツーリズムの中心地を維持すべく、現在、パークウェイヘルスグループとアレキサンドラ病院グループがそれぞれ新病院を建設中である。いずれも、全室個室によるパーソナルケア、医療ITを駆使したペーパーレスのフルデジタル化、省エネ・環境配慮型のグリーン・ホスピタルという未来型病院（フューチャー・ホスピタル）の3つの条件を備えた次世代型の先進的病院である。

　だが、シンガポールの病院の国際的活動は、いわゆるメディカル・ツーリズムと称される海外からの患者受入れビジネスに留まらない。民間の病院グループを中心に、国際進出も活発化させている。現地に病院を建設し、近隣のアジア諸国や中国に進出している。例えば、パークウェイヘルスグループは、マレーシア、ブルネイ、インド、中国に進出し、病院を開設している。また、TMCグループの海外コンサルティング企業であるThomson International Health Servicesは、2009年の第3四半期に完成予定のベトナム・Binh Duong地方の260床のHanh Phuc International Women & Children Hospitalのプロジェクトに対してコンサルティングを行っている。さらに、ベトナム・ハノイ市に私立の母子医療センターを建設するという2つ目のプロジェクトも確定している。

　今回の金融経済危機の影響は、医療とて無縁ではない。世界では安価で質のよい医療を目指して、患者の国際間移動がさらに活発化する兆しも見え隠れしている。

【ケース7】スイスのプライベート・ホスピタル

1　スイスの保健医療制度の概要

(1) スイス国民の保健医療の状況

　人口は約740万人。人口の65％がドイツ語、20％がフランス語、6.5％がイタリア語を話す。65歳以上の高齢者人口は16.3％（2009年推計）を占める。平均余命は男性が79.5歳、女性が84.4歳である（2007年）。OECD加盟国の中では、アイスランド、日本、スウェーデンに次いで、4番目の長寿国である。死亡率は人口10万人当たり550人（2005年）である。最も多い死因は、循環器系の病気である。全死亡者の39.4％を占める。これに次ぐのが悪性腫瘍で25.1％を占める。この2つの疾患で死因の約6割を占めている。このほか、呼吸器系の病気が6.1％、外傷が6.0％、精神系の病気が4.1％、消化器系の病気が3.9％、内分泌、栄養および代謝系の病気が3.0％であった（2000年代初頭）。2009年におけるスイスの医療費はGDPの10.85％で、国民1人当たり4,417ドルであった（OECD）。医療費は、米国に次いで高い。医療費は約18％が税金、40.5％が社会保険料で賄われている。このほか、約3割は自己負担、および約1割が任意加入の医療保険によって賄われている。

(2) 医療保険制度

　スイスでは古くから国民皆保険制度が確立している。現在は、国民健康保険制度（LAMal）により健康保険が運営されている。実際には、国民健康保険制度は、カントン（州）ごとに運営される地域健康保険制度として運営されている。その運営は、各州に所在する民間の保険会社に委託されている。地域健康保険を提供する民間保険会社は、州の認可が必要であり、この保険の運営からは収益を得ることは禁じられている。国民は加入する保険会社を自由に選択できる。しかし、地域健康保険を補完するための任意加入の私費健康保険は提供できる。現在、他の先進国同様に健康保険改革が進行中である。公的医療サービスの範囲と国民医療ニーズとの適合、在院期間の短縮、各州を超えた医療サービスの利用とその拡大、医療に係る人件費の抑制などが重要な改革課題となっている。

2 スイスの私立病院グループ・Hirslanden病院グループ

　スイスでは古くから26あるカントン（州）ごとの地域健康保険制度として運営される国民皆保険制度が敷かれている。病院の運営主体は州政府であるが、354の病院のうち134が私立病院（株式会社形態も含む）である（2003年現在）。私立病院では国民健康保険による医療サービスとともに、自由診療による医療サービスも提供している。

　スイス最大の病院サービス企業であるHirslandenは、スイス全土の主要都市に13のメディカルセンター（同社ではクリニックと称している）を運営する。グループ全体では、年間20万人の来院者があり、入院患者は年間延べ約73,000人。整形外科や循環器科の来院者が多い。他のヨーロッパ諸国や中東など国外からの患者も多く、国際的にも知名度の高い病院グループである。がん治療用リニアックや手術ロボット・ダビンチ（前立腺手術）など先端機器を導入するとともに、代謝病センター、頭部顔面外傷センター、日本の人間ドック（健診センター）に当たるチェックアップセンターなど専門センターの設置にも力を入れている。特に、チェックアップセンターは複数のセンターに設置し（今後増設予定）、予防医療の段階からの一貫したワンストップ型の医療サービスの提供を視野に入れている。地域貢献を念頭に、チューリッヒ駅での医療ブースの開設（Zurich Main Railway Station Hospital）、路面電車停留所周辺の街頭での漢方系リラクセーションの提供、主要日刊新聞と共同した肥満解消のための双方向インターネットサービス・e-Balanceの運営などユニークな取り組みも実施している。医療関連企業と共同して、薬剤溶出型ステント、整形外科用治療用具、肥満予防・解消、前立腺がんの予防、乳がん・胃がんに対する新療法などといった研究開発にも取り組んでいる。

　なお、同病院グループは、2006年に南アフリカ共和国のメディ・クリニック社の傘下となった。

第3章 ケーススタディ

【ケース8】 デンマークのプライベート・ホスピタル

1　プライベート・ホスピタルの成長要因

　社会保障が充実し、世界で一番住みやすい国として知られるデンマークにもプライベート・ホスピタルは存在する。株式会社形態の病院もある。確かに、家庭医や国公立病院を通じて、医療が無料で提供されているため、プライベート・ホスピタルが国民医療に占める割合は、まだ非常に小さい。だが、近年、プライベート・ホスピタルが成長を遂げてきている。

　プライベート・ホスピタルの成長の背景には、公的医療における「手術待ち」がある。誕生当初は自己負担の患者のみを対象としていたプライベート・ホスピタルであるが、いくつかの地方政府が「手術待ち」解消のために、条件付きでプライベート・ホスピタルでの治療でも費用を負担するようになったため、成長のきっかけを得た。プライベート・ホスピタルで要した医療費を加入者に給付する民間医療保険の成長もプライベート・ホスピタルには追い風となっている。デンマークのプライベート・ホスピタルは、ドイツ、スイスなどのチェーン化した病院グループに発達しているプライベート・ホスピタルに比べると、まだ規模は小さく、提供する医療サービスも整形外科手術に代表されるような短期手術に特化している点が特徴である。急性総合病院ではなく、低侵襲外科手術を主体とする短期急性期専門病院というモデルを選択・展開している。

2　Hamlet Soeborg

　Hamlet Groupは、2つの病院を持つ。創設は1993年で心臓手術の専門病院として出発した。本院は、2つのうち新病院のほうである。コペンハーゲンの中心から車で10分ほどの旧テレビ局スタジオの跡に2008年2月に開院した最新鋭の病院である。目を引くモダンなデザインの2階立ての建物で、1階には北欧調のガラス張りの開放的なアトリウムを中心に、①玄関ホール・待合室、②診察棟、③手術棟、④回復室（ICU）・病室（59床）が十字に配置されている。診療科目は、胸部外科、肥満治療、消化器外科、泌尿器科、皮膚科などで（グループ全体では脊椎、各関節手術など整形外科を中心に、神経科、リウマチ科、スポーツ医学、眼科、聴覚、耳鼻咽喉科などさらに幅広い診療科を持つ）、予防医

学センターと画像診断センター（MRI、CT、およびマンモグラフィーなど）を持つ。2階は日本の人間ドックにあたる予防医学（チェックアップセンター）と事務部門がある。患者は、医師からの紹介が大半で、公的保険給付の患者、自己負担の患者、民間保険加入者がそれぞれ、ほぼ3分の1を占める。グループ全体では10の手術室を持ち、症例数が多いのは腰痛手術、股関節＆膝関節手術、肥満の外科療法など。10カ月間で5万人の診療と9,000例の手術を実施している。グループ全体では、30名の常勤医と60名の非常勤医（アフィリエイト医師）を要する。2007年の収入は約3億クローネである。同グループは、株式会社の形態で経営され、株主は、デンマークの海運グループのA.P.モラー・マースク・グループおよびスカンジナビアの保険会社である。今後、デンマークの西部地域への進出を図り、ナショナルブランドとしての知名度を高めたいと考えている。

3　Private Hospital Skoerping

　デンマークで最も古いプライベート・ホスピタルで、規模では3番目に位置する病院である。Hamletとは対称的に、空港のあるオーボーという町から南に20kmほど行った離れた林に囲まれた美しい閑静な土地に位置する。建物は、100年以上前のサナトリウムを改装したものである。腰痛、股関節や膝関節の整形外科手術を専門的に行う病院で、特に、腰痛治療では国内では知名度の高い病院のようである。ほとんどの患者が入院期間4～7日の短期手術の患者である。年間の来院者は6,000～7,000人で、入院患者は約2,500人である。患者の約60％は公的保険が負担する患者、25％が民間医療保険加入者で、自己負担患者は約15％である。コペンハーゲンからは距離はあるが、患者の多くは、デンマーク南部の来院者である。病院の所有者は医師グループで、個人事業者として病院は運営されている。30人ほどの医師を抱えるが、常勤は2名のみで、あとはスウェーデンをはじめとする外国人医師を含む非常勤の医師である。

【ケース9】バンコク病院メディカルセンター／バンコク・デュシット・メディカル・サービス（BDMS）

1　沿革

　バンコク病院は、優れた医療スタッフと最新の設備により、欧米並みの水準の医療サービスを提供するタイ国で最高水準の医療機関を目指して、1972年タイ初の私立病院として創設された（図3-13）。開業当初は、6人の医師や薬剤師等を擁する100床の病院として開業した。その後、同院は急成長を遂げ、現在は、タイ国内に18病院、近隣諸国に2施設を有する東南アジア最大の医療グループ・BDMS社に成長している。現在、グループ全体では、700名の医師、650名の看護師、1,000名のスタッフを擁し、グループ内には心臓専門病院やがん専門病院もある。入院病室は、すべて個室で公的病院では提供していない最高水準の医療を自由診療で提供する。同グループの旗艦病院であるバンコク病院メディカルセンターは、心臓外科手術用ロボット・ダビンチ、PET-CT、3.0テスラのMRI、64チャンネルのマルチスライスCTスキャンといった新画像診断機器、IMRTやガンマナイフというがん放射線治療機器などの最新機器を備えている。救急医療にも力を入れており、病院専用の救急ヘリコプターも配備している。

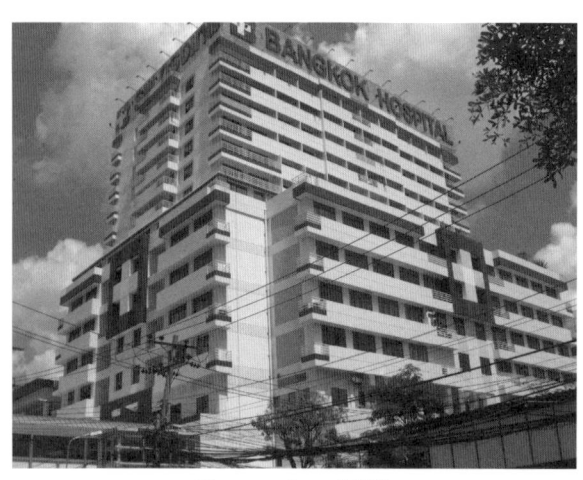

図3-13　バンコク病院

2　BDMS社の国際医療サービス

　BDMS社のプレゼン資料によれば、同社の2009年の総収入は約216億円である。総収入の64％がタイ人、36％が外国人の受診者からの収入が占めている。収入の4割近くを外国人受診者が支えているのである。同社は15カ国語に対応した通訳を配置し、20カ国の以上でメディカル・トラベルのマーケティング活動を行っている。外国人受診者の国別

【ケース9】バンコク病院メディカルセンター／バンコク・デュシット・メディカル・サービス（BDMS）

トップテンを収入金額ベースでみると、UAE、カタール、日本、ミャンマー、エチオピア、英国、フランス、オマーン、米国、バングラデシュの順である。外国人患者の受診の理由は、①自国で満足な治療を受けられない、②自国の公的医療制度では診療まで長い時間待たされる、③自国より治療費が安価である、④美容外科や性転換手術など特殊な治療を希望するなどが挙げられる。

バンコク病院メディカルセンターには、日本の医学部や歯学部を卒業したタイ人医師が18人が在籍し、日本語での診療ができる体制を整えている。日本語通訳も約20人も擁している。日本人向け体制を強化していることもあり、2009年のデータでは、外国人患者の数では日本とUAEがトップとなっている。日本人の年間受診者数は約40,000人で、2008年のデータでは健診センター利用者が約6,000人である。日本人患者の88％はタイ国在住者で、海外からの来院者は12％である。さらに、海外からの日本人来院者のうち、日本からは1％にすぎず、他は近隣諸国からの来院者である。

3 　将来戦略

外国人患者比率をもっと引き上げるため、外国人患者誘致策を積極的進める。メディカル・トラベル客の開拓、アフリカなどの医療水準がいまだ低い国々での医学教育のサポート、特にエチオピアとの医療提携、UAEでのクリニック開設、中東6カ国での提携強化、ベトナム、ミャンマー、カンボジアなどの医療機関との提携模索、患者ニーズに対応したクリニックの開設といった国際展開の強化を打ち出している。

【ケース10】
米国有力病院における補完代替医療の取り組み

1 補完代替医療の位置づけ

　医療の進歩は目覚しいが、依然として現代医療のみでは、治療が容易でない疾患は存在している。近年、米国では、古くからある東洋医学やホメオパシーをはじめとする伝統的医療、サプリメントやマッサージなどの従来医療とは異なる考え方に基づく、補完代替医療（CAM：complementary and alternative medicine）に対しても医学的研究の目が向けられ、効能・効果に根拠のあるものは積極的に活用していこうという機運が高まっている。

　ジョーンズ・ホプキンス・メディシンのホームページによれば、慢性疾患を抱える患者の40％は補完代替医療を受けている。特に、治療薬が効果的でないという理由で疼痛管理に最も多くの患者が補完代替医療を利用している。また、医師による治療に満足していないがん患者の30～70％は補完代替医療を試みると記述されている。連邦政府は、1998年にNational Institute of Health（NIH）の１研究所として、The National Center for Complementary and Alternative Medicine（NCCAM）を設立し、補完代替医療に関する研究、研究者の養成、正しい情報の発信を開始している。NCCAMは、外部の大学や研究機関に対しては、研究資金を提供している。

　このような状況も影響し、補完代替医療は米国では一種のブームの様相も呈している。下記に示すように、世界的に著名な病院でも補完代替医療部門が設けられている。この種の部門の設置は、病院の経営力の強化のための１つの選択肢として推奨されるまでに至っている。

(1) クリーブランド・クリニック（CLC）

　2001年に、統合医療の研究と診療センターであるThe Center for Integrative Medicineを開設している。センターは北東オハイオにあり、鍼灸、ホリステリック医療の資格を持つ医師による外来診療、マッサージ、心身のコーチング、栄養相談、レイキ（reiki）、体重管理（食事療法に依存しない体重減）などのサービスを提供している。

(2) ジョーンズ・ホプキンス・メディシン（JHM）

　ジョーンズ・ホプキンス大学系列の医療機関であるJHMには、Johns Hopkins Center

for Complementary and Alternative Medicineがある。同センターは、NIHの補助金を核に創設され、2008年にはJohns Hopkins Green Spring Stationで、補完代替医療を行う外来医療サービスを開始した。同センターは研究とともに、医学生や看護学生をはじめとする医療系の学生および現役の医療関係者に、補完代替医療に関する教育を行っている。研究では、がんに対する補完代替医療の効果に関して力を入れている。がん患者の免疫状態、神経内分泌ストレス、酸化ストレスの3つの視点を、研究の中心テーマに据えている。臨床レベルの研究も行う。具体的には、ゲノムへの酸化的障害における神経内分泌ストレスと生薬の関係、ラットを用いた漢方処方の鎮痛効果、前立腺がんに対する生薬の効果、乳がんの黒人女性における祈りの神経内分泌的および免疫学的効果などについて研究を行っている。シンガポールにあるジョーンズ・ホプキンスのがん臨床研究センターとも共同研究を行っている。

(3) ハーバード・メディカル・スクール（HMS）

HMSには、The Bernard Osher Foundationの支援により、The Division for Research and Education in Complementary and Integrative Medical Therapiesという補完統合医療に関する研究教育部門が設けられている。この部門の機能は、補完統合医療の評価、医療専門家および一般大衆に対する補完統合医療の教育、大学病院における補完統合医療の持続的な提供形態の設計に係る調査である。同部門の診療部門として、HMSの教育病院であるBrigham and Women's HospitalにOsher Clinical Center for Complementary and Integrative Medical Therapiesという補完統合医療の診療科が設けられている。鍼灸、カイロプラクティックス、頭蓋仙骨療法、マッサージ、ストレス低減、作業療法、ヨガなどの施術を行っている。特に、行動・心身の評価、コレステロール管理と心臓疾患リスク低減、ハーブ・ビタミン・サプリメントの処方、統合医療（ウェルネス・予防医療）、神経疾患の診療、整形外科的問題に対する非外科的対応、栄養カウンセリングなどを外来診療として提供している。

11 ケーススタディにおける総括

1 国内のケーススタディ

(1) 戦略の分類

　本書では保険外診療の国内事例として、①大阪大学医学部附属病院補完医療外来、②特別医療法人博愛会のリンパ浮腫外来、遺伝相談外来、乳房再建シリコンインプラント術、ピル外来および人間ドック、③予防医療も含め顧問医サービスを提供する会員制医療サービスのセントラルメディカル倶楽部、④山中温泉医療センターの点滴療法外来と温泉療法プランを掲げた。特に、博愛会は、メディカル・フィットネス、健康志向のカジュアル・レストランであるウェルライフカフェおよびケア用品や医療用かつらの売店、ネイルサロンなどを併設したココロとカラダのサポートセンターといった複数の附帯業務を展開している事例でもある。

　また、大阪大学と山中温泉医療センターは、公的医療機関である。いずれの事例も、保険外診療への取組みは、必ずしも私立病院に限定されないという実例である。補完代替医療では効能・効果に関する科学的根拠に基づく情報は不足がちで、利用者ニーズは強い。が、必ずしも十分でない場合が少なくなく、大阪大学附属病院のごとく研究機能もあり公正中立な立場にある機関が補完代替医療にも対応することは、社会的にも意義のあることである。

　実際のところ、日本で実施されている保険外診療のサービス内容は多様である。本書で示したケーススタディは、ごく一部を示したにすぎない。第2章で概説した先端医療、先端がん治療、漢方医療のほかにも、美容外科治療、レーザーを用いた低侵襲治療、会員制医療、近視眼外科治療のレーシック（LASIK）、特殊な無菌うじ虫を創傷治療に用いるマゴット治療、禁煙外来、勃起障害や男性型脱毛症の薬物治療など、実に数多くの保険外診療モデルが現在存在する。その上、保険外診療には流行現象もある。景気動向にも左右され、技術やサービス形態も日進月歩で変化している。したがって、保険外診療のすべての種別を把握し、正確に整理・分類が難しいのが実情である。だが、あえて限界を知りつつ、保険外診療への取組み戦略の方向を大まかだが整理すると、①専門医療の充実強化、②予防医療への対応、③個人生活の質（QOL）の向上に繋がる施術への対応、④補完代替医療へ

の対応などを、保険外診療に取り組む場合の主な戦略の選択肢として挙げることができよう。この分類に、本書で取り上げた4つのケースを各戦略に当てはめるとすれば、大阪大学と山中温泉医療センターのケースが④補完代替医療への対応に、博愛会のケースが①専門医療の充実強化に、セントラルメディカル倶楽部が②予防医療への対応に、該当する。

(2) 成功の秘訣

　保険外診療を軌道に乗せるには、何よりも患者をはじめとする個人に対するマーケティングが要となる。保険外診療の場合、言うまでもなく受診者は診療費のすべて自費で賄うわけである。受診者には自費であっても受診するという強いディマンド(欲求)がある。したがって、自ら経営する病院の保険外診療に向けて、この受診ディマンドを強く喚起することが、成功の秘訣となる。受診者は自費である以上、受診者の目は費用対効果に対して、保険診療とは比べ物にならないほど厳しい。また、患者が保険外診療で受診する医療機関を選択する際にも、保険診療時よりも一層の情報収集に努め、かなり慎重に行動すると推察される。また、受診医療機関決定後も、選択治療結果の良し悪しは当然のこと、予約時、受診時、問い合わせ時の対応の迅速性や医師を含めたスタッフの接遇態度も細かくチェックするだろう。

　以上の点を考慮すると、診療内容に関する情報の明瞭な(わかりやすい)開示と透明性・信頼性の確保、当該都道府県内・市内地域への保険外診療の告知、患者満足度を高める施設のホスピタリティとスタッフの接遇能力がマーケティングにおける重要なポイントとなる。

　各ケーススタディを見直してみよう。山中温泉医療センターでは、同センターが温泉旅館とタイアップした温泉療養プログラムが新聞に取り上げられたことが契機となり、地域での同センターの認知度が高まり点滴療法プログラムや温泉療法プログラムの利用者が増加している。また、認知度のアップには、口コミも重要である。博愛会では、附帯業務として、ココロとカラダのサポートセンターという患者コミュニティ施設を運営している。本施設は、地域への情報発信センターとしても機能している。さらに同会では、理念に沿う形で女性の疾患に特化して、リンパ浮腫外来、遺伝相談外来、乳房再建シリコンインプラント術、ピル外来および人間ドックなどの保険外診療を多角的に展開している。これらの保険外診療のメニューは同会の女性専門の高度医療機関というイメージを強化し、患者満足度を高めることに繋がり、保険医療のマーケティング効果も生んでいる。保険医療と保険外診療がうまくかみ合って、病院全体のマーケティングに対して相乗効果を発揮しているケースである。さらに、セントラルメディカル倶楽部では、保険診療における自己負担分を会費から立て替え払いしている点がマーケティング手法として注目できる。会員は、当該医療機関と特別な関係にあることを実感し、会員であることの満足感を実感できるであろう。診療時に窓口での支払いがないことは、患者の利便性を高め、満足度の向上に繋

がるであろう。

2 海外のケーススタディ

(1) 戦略の分類

諸外国の医療提供モデルを分類すると、米国でみられる、①高齢者と低所得者層を除くとHMO（医療保険・医療サービス運営企業）など民間セクターが主体となって国の医療を支えているケース、②民間保険企業に委託した社会保険制度により医療が運営されているスイスのケース、③国の社会保険制度により医療が運営されている日本やドイツなどのケース、④社会保険制度はなく準政府機関であるNHS（国家医療サービス）を通じて医療が運営されている英国やデンマークのケース、⑤政府が直接、医療を運営する中国などのケースと、5つのモデルに区分できる。

保険外診療は、プライベート・ヘルスケア（私的医療）として、各国の医療制度など国情により規模の相違はあれ、それなりの市場を確立している。公的医療と私的医療同士をうまく補完させて一国の医療を効率的に運営していくべきか、両者の配分などそのあり方は、パブリック・プライベート・ミックスとして、国の医療提供政策の策定上、各国共通の重要なテーマとなっている。

各国とも、私的医療の戦略形態はほぼ共通で、プライベート・ホスピタル（私立病院）が主体となって、私的医療サービスを提供している。プライベート・ホスピタルには、株式会社形態で運営されるものもあり、その中には株式上場企業もある。意外性があるが、社会保障として医療サービス体制が整備されているはずの英国や北欧諸国でも株式会社の病院は存在し、自費医療サービスを提供している。私立病院を運営する株式会社には、複数の病院を傘下に持つチェーン病院運営企業も珍しくない。

本書のケーススタディでは、私立病院の事例として、アジアではシンガポールとタイ・バンコックの事例を、欧州ではスイスとデンマークの事例を取り上げた。シンガポールでは、旧国立病院も含め、すべての病院が株式会社化し国による医療貯蓄制度により公的医療が運営されている。タイでは、社会保険制度が導入されている。なお、米国については別に、日本での大阪大学附属病院のケースと関連して、米国の有力大学病院における補完代替医療への取組みを紹介した。

(2) 成功の秘訣

私立病院は、私的医療が主体の米国を除くと欧州、アジア・中東など国を問わず、まずは経済発展に伴い生まれた富裕層を対象に、当初は、先進国水準の医療、最先端医療あるいは高級ホテル並みの療養環境を提供することで事業展開し、成長を遂げている。公的医

療への対応は、私立病院ごとにまちまちである。自費診療と民間医療保険加入者に絞って医療サービスを提供する病院もあれば、公的医療と私費医療の両方の患者を並行して受け入れる病院もある。

　次いで、さらなる成長を目指して選択する戦略がメディカルツーリズムである。最新医療技術、優れた療養環境あるいは廉価な診療費などを売りにマーケティングを行い、国外の患者を積極的に受け入れて、成長の糧とする策である。そして、次の段階が、病院の海外進出である。進出の形態は、大まかに次の3つのケースがある。①現地に自ら、ないし現地資本と合弁で病院を新設するケース、②現地資本が病院を建設し運営のみを請け負う（コンサルティング）ケース、③現地の病院ないし病院グループをM&Aするケースである。シンガポール、タイ、台湾、インドや韓国など近年、国を挙げてメディカルツーリズムに取り組む国々が増え、メディカルツーリズムにおける国際競争が激しくなっている。このため、各国の私立病院グループは海外進出が活発化し、多国籍化してきている。

　また、一般に成功している私立病院の経営戦略では、公的病院や大学病院などとは一線を画した住み分け戦略が取られることが多い点は注目すべきであろう。スイスのヒルスランデン（Hirslanden）病院グループでは、大学や公的医療機関が実施していない先端医療としてがんの放射線療法を導入し、デンマークのハムレット（Hamlet）グループでは政府が提供していないか、あるいは、していても診療・処置までに長い期間待たせるといった、腰痛の低侵襲手術、股関節置換術、あるいは人間ドックを実施している。米国の病院でも、競争のない地方の地域医療病院の市場に進出している。米国の私立病院とて、大学附属病院や非営利大病院の真っ向から対立する医療サービスの提供は選択しないのである。

参考文献

第1章

「有効で安全な医薬品を迅速に提供するための検討会報告書」厚生労働省、2007年7月27日

「使える医療機器は欧米の半分。薬だけではないもう1つの時間差『デバイスラグ』」(産経新聞2010年4月3日 (http://sankei.jp.msn.com/life/body/100403/bdy1004030101000-n1.htm))

「高度先進医療承認状況における実績に関する調査結果」中医協、平成18年1月25日 (http://www3.wam.go.jp/wamappl/bb13GS40.nsf/vAdmPBigcategory30/DFEBF18E0BF904FB492571E9001CFBC7?OpenDocument)

「療養の給付と直接関係ないサービス等の取扱いについて」厚生労働省(平成17年保医発0901002、0930003、平成18年保医発0331003、0927001、0929002、平成20年保医発0508001)

「先進医療の概要」厚生労働省 (http://www.mhlw.go.jp/topics/bukyoku/isei/sensiniryo/index.html)

医療法制研究会『医療六法 平成21年度版』中央法規出版、2009年

「医療法人等に係る法人事業税の課税標準額の算定について」総務省(平成17年3月17日、税第423号総務部長通知)

医療白書編集委員会編『医療白書 2008年度版』日本医療企画、2008年

宮川昭平「健診システムの意義」新宿区医師会会誌、510号、P.30-35

第2章

独立行政法人福祉医療機構 (http://www.wam.go.jp/wam)

医療産業経営大学院の1例・ノースウェスタン大学ケロッグスクール (http://www.kellogg.northwestern.edu/academic/health/index.htm)

東京大学医学部附属病院「セカンド・オピニオン」(http://www.h.u-tokyo.ac.jp/patient/second/index.html)

株式会社メディネット (http://www.medinet-inc.co.jp)

福永肇『病院ファイナンス』医学書院、2007年

佐々木直隆『新時代のMS法人経営実践ノウハウ50』日本医療企画、1994年

ファティリティージャーニー「生殖補助医療」(http://www.fertility-journey.jp)

日本生殖医学会 (http://www.jsrm.or.jp/)

特定非営利活動（NPO）法人日本不妊カウンセリング学会（http://www.jsinfc.com/）

医療法人社団生新会木場公園クリニック（http://www.kiba-park.com/）

日本抗加齢医学会（http://www.anti-aging.gr.jp）

Linda E.Swayne et al.Strategic Management of Health Care Organizations, Fifth Edition.Malden;Blackwell Publishing.2006.

吉田博文ら編『戦略医業経営の21章　第二版』医学通信社、2006年

浅野信久「医療法人だより　シリーズ・医療法人における戦略的事業計画の立案の手法1～9回（12-20号）」大和証券、2008年

浅野信久「医療法人だより　シリーズ・医療とマーケティング①～④（30-33号）」大和証券、2009年

Strategic marketing for health care organizations Jossey-Bass

Richard.K.Thomas.Health Services Marketing.A Practioner's guide

「高度医療評価制度」厚生労働省（http://www.mhlw.go.jp/topics/2008/04/tp0402-1.html）

「医薬品の個人輸入について」厚生労働省（http://www.mhlw.go.jp/topics/0104/tp0401-1.html）

「個人輸入代行業の指導・取締り等について」厚生労働省（平成14年8月28日医薬発第28014号）

「適用外使用に係る医療用医薬品の取扱いについて」厚生労働省（平成11年2月1日研4号・医薬審第104号）

「自由診療保険」セコム損害保険株式会社MEDCOM（http://www.medcom.jp）

遺伝カウンセラー・コーディネータユニット（http://www.pbh.med.kyoto-u.ac.jp/gccrc/）

名古屋大学医学部附属病院遺伝子・再生医療センター（http://www.med.nagoya-u.ac.jp/cgrm/toi.html）

京都大学医学部附属病院分子細胞治療センター（http://www.kuhp.kyoto-u.ac.jp/~ccmt/）

日本放射線腫瘍学会（http://www.jastro.or.jp/）

医療法人天神会古賀病院グループ（http://www.tenjinkai.or.jp/radiation_therapy）

重粒子医科学センター病院放射線医学総合研究所（http://www.nirs.go.jp/hospital/）

筑波大学陽子線医学利用研究センター（http://www.pmrc.tsukuba.ac.jp/）

北里大学東洋医学総合研究所（http://www.kitasato-u.ac.jp/toui-ken/center/q&a.htm）

慶応義塾大学医学部漢方医学センター（http://web.sc.itc.keio.ac.jp/kampo/index_2-06.html）

Cinven社による病院グループのM&A（http://www.cinven.com/lib/docs/113404-cinvenupdatenov2007.pdf）

メディ・クリニック社（http://www.mediclinic.co.za/about/Pages/default.aspx）

第3章

浅野信久「世界の病院　第3回シンガポール」『月刊保険診療』7月号、医学通信社、2009年

大和総研・大和証券キャピタル・マーケッツ「シンガポールの病院ガイド」2009

OECD.OECD Reviews of Health Systems-Switzerland　2006

スイス・ヒルスランデン病院グループ（http://www.hirslanden.ch/en/privatklinikgruppe/）

浅野信久「医療法人だより　デンマークのプライベート・ホスピタル（1）〜（2）（22-23号）」大和証券、2008年

バンコク総合病院医療センター（http://www.bangkokhospital.com/）

米国NIHの補完代替医療ナショナルセンター（http://nccam.nih.gov/）

クリーブランド統合医療センター（http://my.clevelandclinic.org/departments/integrativemedicine/default.aspx）

ジョーンズ・ホプキンス・メディシン補完代替医療センター（http://www.hopkinsmedicine.org/cam/）

ハーバード・メディカル・スクール統合医療研究部門（http://www.osher.hms.harvard.edu/）

著者紹介

浅野　信久 （あさの・のぶひさ）

1959年東京都生まれ。1983年筑波大学大学院修士課程医科学研究科（社会医学専攻）修了。2001年筑波大学大学院・博士（医学）取得（医療政策・経済研究専攻）。2008年スイス・ローザンヌ大学医療経済研究所医療経営エグゼクティブコース修了。製薬企業研究者を経て、1988年大和證券株式会社（大和證券経済研究所）入社。1999年8月大和證券経済研究所改組により大和総研入社。薬品アナリスト、ベンチャー投資アナリスト、ヘルスケア分野等の国際協力コンサルタント、2000年以後は未公開企業の成長性分析などの業務に従事。2010年4月からは大和証券キャピタルマーケッツの投資銀行部門で、医薬品、医療機器、医療サービスなどのヘルスケア分野のグローバルな調査および案件形成に従事。公職としては、京都大学、群馬大学、東京理科大学で医療経営学分野の非常勤講師等、厚生労働省独立行政法人評価委員会臨時委員、都内有名総合病院の医療事故調査委員会委員を歴任。東京大学大学院客員研究員。『医療白書』、『医療経営白書』（ともに日本医療企画）、医療業界誌やビジネス誌に多数論文を執筆。訳書に『OECD高齢者介護』（新社会システム総合研究所）、『実践薬剤経済学』（じほう）がある。

『医療経営士テキストシリーズ』　総監修

川渕　孝一 （かわぶち・こういち）

1959年生まれ。1983年、一橋大学商学部卒業後、民間病院を経て、1986年、シカゴ大学経営大学院でMBA取得。国立医療・病院管理研究所、国立社会保障・人口問題研究所勤務、日本福祉大学経済学部教授、日医総研主席研究員、経済産業研究所ファカルティ・フェローなどを経て、現在、東京医科歯科大学大学院教授。主な研究テーマは医療経営、医療経済、医療政策など。『第五次医療法改正のポイントと対応戦略60』『病院の品格』（いずれも日本医療企画）、『医療再生は可能か』（筑摩書房）、『医療改革〜痛みを感じない制度設計を〜』（東洋経済新報社）など著書多数。

REPORT

REPORT

REPORT

REPORT

医療経営士●上級テキスト12

保険外診療／附帯業務——自由診療と医療関連ビジネス

2010年9月10日　初版第1刷発行

著　　者　浅野　信久
発 行 人　林　　諄
発 行 所　株式会社 日本医療企画
　　　　　〒101-0033　東京都千代田区神田岩本町4-14　神田平成ビル
　　　　　TEL 03-3256-2861（代）　http://www.jmp.co.jp
　　　　　「医療経営士」専用ページ　http://www.jmp.co.jp/mm/
印 刷 所　図書印刷 株式会社

©NOBUHISA ASANO 2010,Printed in Japan
ISBN978-4-89041-939-5 C3034　　　定価は表紙に表示しています
※本書の全部または一部の複写・複製・転訳載等の一切を禁じます。これらの許諾については小社までご照会ください。

『医療経営士テキストシリーズ』全40巻

■ 初　級・全8巻
（1）医療経営史——医療の起源から巨大病院の出現まで
（2）日本の医療行政と地域医療——政策、制度の歴史と基礎知識
（3）日本の医療関連法規——その歴史と基礎知識
（4）病院の仕組み／各種団体、学会の成り立ち——内部構造と外部環境の基礎知識
（5）診療科目の歴史と医療技術の進歩——医療の細分化による専門医の誕生
（6）日本の医療関連サービス——病院を取り巻く医療産業の状況
（7）患者と医療サービス——患者視点の医療とは
（8）生命倫理／医療倫理——医療人としての基礎知識

■ 中　級［一般講座］・全10巻
（1）医療経営概論——病院経営に必要な基本要素とは
（2）経営理念・ビジョン／経営戦略——経営戦略実行のための基本知識
（3）医療マーケティングと地域医療——患者を顧客としてとらえられるか
（4）医療ＩＴシステム——診療・経営のための情報活用戦略と実践事例
（5）組織管理／組織改革——改革こそが経営だ！
（6）人的資源管理——ヒトは経営の根幹
（7）事務管理／物品管理——コスト意識を持っているか？
（8）財務会計／資金調達（1）財務会計
（9）財務会計／資金調達（2）資金調達
（10）医療法務／医療の安全管理——訴訟になる前に知っておくべきこと

■ 中　級［専門講座］・全9巻
（1）診療報酬制度と請求事務——医療収益の実際
（2）広報・広告／ブランディング——集患力をアップさせるために
（3）部門別管理——目標管理制度の導入と実践
（4）医療・介護の連携——これからの病院経営のスタイルは複合型
（5）経営手法の進化と多様化——課題・問題解決力を身につけよう
（6）創造するリーダーシップとチーム医療
（7）業務改革——病院活性化のための効果的手法
（8）チーム力と現場力——"病院風土"をいかに変えるか
（9）医療サービスの多様化と実践——患者は何を求めているのか

■ 上　級・全13巻
（1）病院経営戦略論——経営手法の多様化と戦略実行にあたって
（2）バランスト・スコアカード(BSC)／SWOT分析
（3）クリニカルパス／地域医療連携
（4）医工連携——最新動向と将来展望
（5）医療ガバナンス——クリニカル・ガバナンスとホスピタル・ガバナンス
（6）医療品質経営——患者中心医療の意義と方法論
（7）医療情報セキュリティマネジメントシステム(ISMS)
（8）医療事故とクライシス・マネジメント
（9）DPCによる戦略的病院経営——急性期病院に求められるDPC活用術
（10）経営形態——その種類と選択術
（11）医療コミュニケーション——医師と患者の信頼関係構築
（12）保険外診療／附帯業務——自由診療と医療関連ビジネス
（13）介護経営——介護事業成功への道しるべ

※タイトル等は一部予告なく変更する可能性がございます。